国家古籍出版

专项经费资助项目

100种珍本古医籍校注集成

脉　　如

清·郭元峰　著
郑　蓉　校注

中医古籍出版社

图书在版编目（CIP）数据

脉如/（清）郭元峰著；郑蓉校注．－北京：中医古籍出版社，2014.8

（100种珍本古医籍校注集成）

ISBN 978－7－80174－827－0

Ⅰ.①脉… Ⅱ.①郭…②郑… Ⅲ.①脉学 Ⅳ.①R241.1

中国版本图书馆CIP数据核字（2010）第050319号

100种珍本古医籍校注集成

脉　如

清·郭元峰　著

郑　蓉　校注

责任编辑　王　梅

封面设计　张雅娣

出版发行　中医古籍出版社

社　　址　北京东直门内南小街16号（100700）

印　　刷　北京金信诺印刷有限公司

开　　本　850mm×1168mm　1/32

印　　张　5

字　　数　90千字

版　　次　2014年8月第1版　2014年8月第1次印刷

印　　数　0001～4000册

书　　号　ISBN 978－7－80174－827－0

定　　价　12.00元

《100种珍本古医籍校注集成》专家委员会

《100种珍本古医籍校注集成》编委会

序　一

中医药是中华民族的瑰宝，在我国各族人民长期的生产生活实践和与疾病作斗争中逐步形成并不断丰富发展，为中华民族的繁衍昌盛做出了重要贡献。作为中国特色医药卫生体系的重要组成部分，至今仍在维护人民健康中发挥着独特作用。中医药天地一体、天人合一、天地人和、和而不同的思想基础，整体观、系统论、辨证论治的指导原则，以人为本、大医精诚的核心价值，不仅贯穿于中医药对生命、健康和疾病的认知理论和防病治病、养生康复的临床实践，而且深刻地体现了中华民族的认知方式、价值取向和审美情趣，具有超前性和先进性。随着健康观念变化和医学模式转变，中医药越来越显示出其宝贵价值、独特优势和旺盛的生命力。

中医药古籍作为保存和传播中医药宝贵遗产的知识载体，记载了几千年来医药学家防病治病的临床经验、方药研究成果和医学理论体系，是不可再生的珍贵资源，是中医药学继承、发展、创新的源泉，具有重要的历史、文化和科学价值。但是由于种种原因，中医药古籍的保护、整理与利用状况令人担忧。这些珍贵的典籍有的流失海外，国内已不存；有的尘封闭锁，不为人所知所用；有的由于多年的自然侵蚀和保管条件缺乏而面临绝本的危险。抢救和保护好这些珍贵的历史文化遗产已刻不容缓。

国家十分重视中医药古籍的保护、整理和利用。《国务院关于扶持和促进中医药事业发展的若干意见》明确指出，要做好中医药继承工作，开展中医药古籍普查登记，建立综合信息数据库和珍贵古籍名录，加强整理、出版、研究和利用，为做好中医药古籍保护、整理和利用工作指明了方向。近年来，国家中医药管理局系统组织开展了中医药古籍文献整理研究。中国中医科学院在抢救珍贵的中医药孤本、善本古籍方面开展了大量工作，中医古籍出版社先后影印出版了大型系列古籍丛书、珍本医书、经典名著等，在中医古籍整理研究及出版方面积累了丰富的经验。此次，中医古籍出版社确立“100种珍本古医籍整理出版”项目，组织全国权威的中医药文献专家，成立专门的选编工作委员会，多方面充分论证，重点筛选出学术价值、文献价值、版本价值较高的100种亟待抢救的濒危版本进行校勘整理和出版，对于保护中医药古籍，传承祖先医学财富，更好地为中医药临床、科研、教学服务，弘扬中医药文化都具有十分重要的意义。衷心希望中国中医科学院、中医古籍出版社以整理研究高水平、出版质量高标准的要求把这套中医药古籍整理出版好，使之发挥应有的作用。也衷心希望有更多的专家学者能参与到中医药古籍的保护、整理和利用工作中来，共同为推进中医药继承与创新而努力。

中华人民共和国卫生部副部长
国家中医药管理局局长
中华中医药学会会长　王国强

2010年1月6日

序　二

中医药学以临床疗效为基础，在累代实践、认识的观察链条中凝结着珍贵的生命科学知识。这些知识记载在中医药古籍文献中，如震惊世界科技界并获 1992 年中国十大科技成就奖之一的青蒿素就是受距今 1600 多年前晋代医家葛洪《肘后备急方》中记载启示研制成功的。因此可以说，中医药学的创新离不开古医籍文献。换句话说，中医药古籍文献是中医药学发展的源头活水。要想很好地发掘利用中医古文献，其前提就是对其进行整理研究。然而，大量古医籍未得到应有的整理和出版，中医古籍中蕴藏的丰富知识财富未得到充分的研究与利用，极大地影响了中医学的继承发展以及特色优势的保持与发挥。为使珍贵中医典籍保存下来，并以广流传，服务于中医临床、科研及教学，中医古籍的整理、研究及出版具有非常意义。

《国务院关于扶持和促进中医药事业发展的若干意见》指出，中医药（民族医药）是我国各族人民在几千年生产生活实践和与疾病作斗争中逐步形成并不断丰富发展的医学科学，为中华民族繁衍昌盛做出了重要贡献，对世界文明进步产生了积极影响。新中国成立特别是改革开放以来，党中央、国务院高度重视中医药工作，中医药事业取得了显著成就。但也要清醒地看到，当前中医药事业发展还面临不少问题，不能适应人民群众日益增长的健康需求。意见明确提出："做好中医药继承工作。开展中医药古籍普查登记，建立综合信息数据库和珍贵古籍名录，加强整理、出版、研究和利用。"

中医古籍出版社承担的"100种珍本古医籍整理出版项目"，是集信息收集、文献调查、鉴别研究、编辑出版等多方面工作为一体的系统工程，是中医药继承工作的具体实施。其主要内容是经全国权威的中医文献研究专家充分论证，重点筛选出学术价值、文献价值、版本价值较高的100种亟待抢救的濒危版本、珍稀版本中医古籍以及中医古籍中未经近现代整理排印的有价值的，或者有过流传但未经整理或现在已难以买到的本子，进行研究整理，编成中医古籍丛书或集成，进而出版，使古籍既得到保护、保存，又使其发挥作用。该项目可实现3项功能，即抢救濒危中医古籍，实现文献价值；挖掘中医古籍中的沉寂信息，盘活中医药文献资料，并使其展现时代风貌，实现学术价值；最充分地发挥中医药古代文献中所蕴含的能量，为中医临床、科研及教学服务，实现实用价值。

当前，中医药事业正处在战略发展机遇期，愿"100种珍本古医籍整理出版项目"顺利进行，为推动中医药事业持续健康发展、弘扬中华文化作出应有的贡献。

中国中医科学院首席研究员 曹洪欣

2011年3月6日

校注说明

《脉如》，脉学著作，2卷。清·郭治（元峰）撰于乾隆十八年（公元1753年）。此书以《内经》《难经》《脉经》等著作为基础，结合个人临证心得论述脉理及诊脉方法。书中首论脉诊的重要性，并分述五脏平脉、四时脉体、六经独至脉体、胃气脉体等。次以浮、沉、迟、数为四大纲，详析28种脉象之形体、所主病证、鉴别方法，又以七情、六淫、不内外因3种病因进行归纳。最后介绍妊娠脉、经期脉、反关脉等多种脉象，并附述望、闻、问三诊。郭氏所论妇人有孕最忌脉弦；促脉未必热，缓脉未必寒等均有独到之处。但书中杂有“天和脉”“《素问》六十年运气治病之纪”等论述，应予分析对待。

本书作者为岭南医家，同时，被誉为“粤东医界古今第一国手”的何梦瑶为本书鉴定、作序。《脉如》代表了岭南医学脉学研究著作的特点，在一定程度上反映了岭南医学的发展状况。

此次整理所采用的底本为清·道光七年丁亥（公元1827年）刻本。对于底本原则上不删节、不改动，将原来竖排版改为现代横排版式，加现代标点。繁体字一律改为规范简化字；异体字改为通行规范字；古今字、通借字一律不改动，在首见处出注说明；避讳字原则上不改动，如特别需要恢复本字者，出注说明。

在校注过程中，以对校为主，如系底本讹误，出校说明，可校、可不校者不出校；若读不通的字、词、句采用对校不能解决的，则采用本校、他校、理校，但凡改动一字，必出校说明。

本次整理，侧重于字词的校注，对书中医理一般不作注释。凡难字、僻字、易于误解的异读字，均加注释并注音，注音采用汉字拼音加直音法；凡有歧义、僻义、费解之词，原则上加注。所出之注，按序号列于该页正文之下，以便于对照阅读。

本次整理对原书的目录给予了重新编排，适合广大中医药临床人员和中医院校学生、自学中医者阅读。

校注者

省志本传

郭治，字元峰，南海附贡生。精于医术。清远县男子患水肿，曰：非药水蒸之不可。令以绵被裹肩及踵，置巨鑊中，窍其盖而见首，炽薪焉，汗透重绵，掖之，下肿顿消。有友人伪为病者试之，餐而待于门，望其至则疾趋入，触而踣或促之床，延视之，惊曰：五中既乱，疾不可为矣。时芙翌日竟死。同时有崔士者，治病亦多奇效，闻其名不信，匿童男女于帏，更迭其手而使诊之。既不予方，问其故，曰：阴阳已乱，尚可治耶？崔服其明，遂定交会，著有《脉如》《伤寒医案》[①]《药性别》《医约》各一卷，惟《脉如》《伤寒医案》[①]见存云。

---

① 《伤寒医案》：原作《伤寒论》，据下文冼沂序之内容改。

何　序[①]

予友郭子元峰，本邑名诸生，能医，尊刘、朱。与余议合其尊人兼水公，儒者也。精于医，求治者无虚，日取疗辄奇中。元峰之学，盖得之庭训云。记称医不三世，不服其药，而仲景又以专承家技为讥，知医非儒不可世，而元峰足为后法见矣。览其所为《脉论》，又尊信刘、朱，与近日宗张景岳者，明昧有别，吾欲取以为法，因以辞弁其首曰：热药之烈崑冈焚，神焦鬼烂无逃门，谁辨紫朱判玉瑨，众盲相引昭皆昏，为我地下剧瘢根，无令渠魁腾狂言，治其胁从徒纷烦。

乾隆戊午年重阳前五日年家眷世弟何梦瑶书

① 何序：原无，今为方便阅读加。

序

良相良医，昔贤并重，以相操救世之权，医擅救人之术也。古之良医，聆音察色，洞视五脏，则其治疾也，有剖胸决脾洗濯胃肾之变。苟无其术，不敢行其事，故苏文忠有言：华佗[①]不世出，天下未尝废医；萧何不世出，天下未尝废治。旨哉斯言，此后世《脉诀》诸书所由传也。顾或谓医者，意也，智也。其执脉书以言医者，比诸赵括谈兵充是说也。将有废书以自任其私见者，是犹未能视脉而欲试华佗[①]之术，其异于操刀而杀人者几希[②]矣。夫泥书固不可以言医，而无书亦岂可以言医？且非博极群书以意也、智也，融而化之，更不可以言医。吾邑元峰郭先生，名医也，凡所治者无不立痊。神明变化震之者，拟诸元化复出云。所辑注有《脉如》《伤寒医案》，各书举《素问》《灵枢》《难经》以及历代著述，皆撮其要，钩其元[③]，类而析之，条而贯之，择精语详补叔和之略，刊高阳之谬，以羽翼长沙至论。一脉必备列其疑似症治，使学者了于目，了于心，

① 佗：原作“陀”，音近而讹，径改。下同。

② 希：通“稀”。

③ 元：当作“玄”，系避康熙“玄烨”之讳字。

传习尤易，视《濒湖脉学》可并美焉。然后知先生识之精，实由其学之博，洞乎脉之理，契乎脉之神。所谓以意智化乎书，用书而不为书用者也。虽然，先生以名儒通于医，其学殖之富岂区区于是。然即其见于是者，已阐古人之奥，开后学之蒙，讵可秘于枕中哉？同年郭君帜城，因付诸剞劂[①]，予亦弁数语于简端，以志向往之诚云。若夫是书一出，读之者由博得精，普救困厄，挽跻仁寿，直谓先生在可也，谓元化在可也，谓由良医以几良相，苏文忠之言长在亦无不可也。是为序。

道光丁亥年愚侄洗沂顿首拜撰

① 剞劂（jī jué）：雕版，刻书。

郭　序[①]

族伯元峰讳治，其先冠厓讳标者，以廪贡司铎粤西，历署武宣县及柳州象州知州，卓有政声。自冠厓伯祖而下六传，皆补邑博士弟子员世，其书香不绝。至族伯生而警异，读书过目辄不忘，壮岁为邑名诸生，其为文镕经铸史，气象峥嵘，识学过人远甚。顾家本清白，食指日繁，因舍而业医。其医率以意治而不戾于古，族长尝为余言，前辈庄公有信患郁热病，诸医以公官途鞅掌，积劳成疾，率投补剂，罔效。后延伯治，令服西瓜荸荠汤，公佯许之，而不服。翼日，伯询知，因书补方授公，而阴嘱其家人，以前汤进，病脱然去。公奇之，遂定交焉。一富家子病狂，百治不效，伯令其家多鸣金鼓以震之，病遂瘳。厅事前有龙眼一株，婆娑可爱，暇日与诸亲友剧谈其下，有难产者，仓皇[②]延之治，叶适陨于庭，伯检以授之曰：煎此饮，产下矣。既而果然。人来谢，伯笑谓之曰：吾树即杏林也。同坐者询其故，伯曰：熟则自落，理有固然，其方自在书中，诸君未之览矣。因令抽所藏书某卷某篇，阅之无差者。其博闻强

---

① 郭序：原无，今为方便阅读加。

② 仓皇：原作苍皇，音近而讹，径改。

记，类如此。著有《脉如》《伤寒论》《药性别》《医约》四种，其后嫡孙敬辉，从侄鏸开，从侄孙悦千、翰千，皆以医行于世。戚友以其术济人者，亦不少云。道光辛巳，有省志之刻曾子勉士，访其轶事于余，余摭拾旧闻以告补入《方技》中，兹故不赘。今春戚友谋剞其书，因复得《药性别》于傅甫应可，得《医约》于潘孝廉宜佳，汇为一编，以公诸世。噫！伯之书，分散于亲友而卒能传之，其亲友之力鄢？抑伯之书自足传欤？予不知医，姑胪举梗概，以俟知者。

道光丁亥初夏族侄帜城氏麟标序

庄　序[1]

南海之大桐朝山乡，得西樵诸峰灵洲之气，中多善人焉。乾隆壬戌，余幸捷南宫，历翰苑，出道冀宁，官政余间。念及吾粤文学道艺诸闻人，客有自吾乡来者，谈论之下，间及医家，必艳称兼水君。余心羡之，犹未悉其为人也。丙子冬，余丁先继慈艰还里，己卯染奇病，延粤中诸名医，多未奏效。最后得茂才郭子元峰，引手一诊，洞见病源，饮太和春。未几，爽健如平昔。余奇之，意其必有异授，及叩其渊源，乃知其为兼水君之令嗣也。因笑谓郭子曰：若翁以良相之业望子，而子乃先精良医之术欤。于是日相往来，谈笑惟呼或出其所著《脉论》相示，其卓识伟论，突过前人。准此以思郭子之好学多闻，庭训谆切。开导后人者，亦概可是矣。因弁数语于其简端，敦劝剞劂，以惠来者。

赐进士出身、诰授中宪大夫、前任山西冀宁道辖太汾潞泽四府辽沁二州、兼管通省驿传事、加六级、又军功加一级、翰林院编修年家眷侍生庄有信顿首拜书

---

① 庄序：原无，今为方便阅读加。

脉如序

昔人合四诊以察病，今则擅一切为神奇，岂古愚而今智哉？下三指于寸口，识二竖于膏肓，戛戛乎难矣。治生今之世，为今之人，先诊视以从时，列四诊以法古。疑似真假之间，慎毋糊糊涂涂，致令虚虚实实也。注《脉如》。

乾隆十八年秋八月穀旦南海郭治元峰氏于凤城之兼善堂谨识

目　录

脉如卷之下

脉如卷之上

脉　论

脉者，血之府，精气之源，神之用，水谷为宗。盖脉不自行，随五脏元真变化于经隧之间，显见于气口阴阳之蕴也。自轩岐以下，《难经》、仲景始约言其要。迨晋王叔和以脉鸣时，撰有《脉经》，可谓周详明切矣。乃后之妄男子高阳生复创七表、八里、九道之名，集为《脉诀》，妄立图形。夫脉从心解，岂①可以形得耶？大乖经旨。俗医习诵，以为权舆②，讹承惑固，至今罔觉。于是《脉诀》行，而《脉经》隐。至《内经》诊候、越人《难经》、仲景《脉法》则益沦没不彰矣。宋庞安常始得经旨，而有人迎、气口之分。西山戴同父③，复著《刊误》，亦辟其非。崔紫虚④之《四言脉法》，滑伯

---

① 岂：原作“其”，音近而讹，径改。

② 权舆：权威。

③ 戴同父：名起宗，建业人。通医学，曾任儒医教授，撰有《活人书辨》，已佚。又编《五运六气撰要》及《脉诀刊误》。

④ 崔紫虚：即崔嘉彦，南宋医家。字希范，号紫虚道人。南康（今江西南康）人。

仁之《诊家枢要》，李言闻之《四诊发明》，立论元奥①，李濒湖之《脉学》《奇经》，解释精详，皆有功于后学，允为当世之指南者也。医而知此，何病不瘳？故脉不明则无以别证，证不别则无以施治，脉岂可以不辨乎？夫曰浮、曰沉、曰迟、曰数、曰滑、曰涩、曰虚、曰实、曰长、曰短、曰洪、曰细、曰弦、曰紧、曰芤、曰濡、曰微、曰弱、曰伏、曰动、曰促、曰结、曰牢、曰革、曰缓、曰散、曰代、曰疾，此二十八脉者，乃脉之大纲也。逐节解悟，固无难悉。而滑伯仁谓：提纲之要，不出浮、沉、迟、数、滑、涩。似乎太简，尤须察其阴阳乘伏，五行生克者，上下去来至止者。有部位不容混淆者，有彼此相类者，有疑似难辨者，有真假相混者，有有胃气无胃气胃气少之辨者，有从四时反四时者，有与证相反相合者，有一病而兼见数脉者。有杂投舛剂，致脏气不定，脉随变幻者。有确守良药，证无进退，脉不转移者。有人病而脉不病，脉病而人不病者。有脉不转移，而良剂稍辍，便见虚陷者。有老少衰旺之不同者，有新病久病之宜忌者，有寿夭吉凶预定者，有纯阴纯阳之偏禀者，有形体之相反相应者，有合问闻望而兼诊者，有僧尼寡妇室女童男之异常人者，有贫贱富贵、正人奸人、六气七情之各殊者。有无脉者，又有真脏脉、奇经脉、太素脉、天和脉、四塞脉、六甲脉、六

① 元奥：《轩岐救正论》为“玄奥”，此为避讳。

气脉、人迎脉、关格脉、妊娠脉、五逆六绝七独脉，皆应详辨精确，服膺弗失。一遇诊按，吉凶生死，了了指下矣，庶神而明乎。先哲有云：余念古良医治疾，未有不先诊脉，自轩岐已然，辨人鬼，别男女，特其粗耳。微茫呼吸之间，而生死系焉，如济北才人，颜色不变，而在死法，其脉病也。吁！是固神于脉矣。然脉特四诊之一也，独恨近代授受匪真，偏遵《脉诀》，致令治疾乖讹，而倡明斯道，实乏其人，即有明良辈出，不免调高寡和，行高谤多。愚以为，医不明脉，固无以治病，而不明真假疑似之脉，又无以别脉，不明真假疑似之脉，又无以别元气之虚实，而洞明生死吉凶之大要也。脉岂仅治疾云乎哉？夫浮、沉、迟、数二十八种，此为大纲，固无难识，即其中有兼见者，不过诵记之繁。有相类者，而只比拟之殊，亦易易晓也。然独此真假疑似之脉，如坡公所云：大实有羸[①]状，至虚有盛候。脉之难辨，为医之难，识此故耳。故夫二十八脉，与前论所云：或阴阳乘伏，或息数部位，或胃气有无，或时症相应相反，一切诊法悉宜遵依《内经》《难经》、仲景、叔和《脉经》、伯仁《枢要》、《濒湖脉学》，是皆宗传正印，炳如日星，无庸赘矣。至于真假疑似关头，此处差池，生死反掌。虽先圣前哲，屡亦有言，但未悉阐其

① 羸：原作“嬴”，形近而误，径改。

义，致[1]使后学不察，往往混治杀人。余固不揣庸鄙，逐[2]种详辨，虽未诣精奥室，但虚实犁然，一诊而明生死，未病而图预防。存神指下，识气兆先。庶几轩岐微蕴之彰，而非时师拘挛之见矣。上士欲会其全，非备四诊不可。今特举其脉之疑似者列后，并采古人之精言以为成法，此而不力，为救正则，终无复明之日矣。

脉

经曰：营行脉中，卫行脉外。又曰：肺朝百脉。今所诊者，两手俱手太阴肺脉也。脉属心，其色赤。前人云：脉者，血气之神机也。脉之经隧，譬如水之有渠，地无处非水，必于江河乃有流动可见，故诊脉必于经隧也。论其微，则受气在混沌未分之先，流行于胚胎方结之际，天地万物，靡不皆然。璇玑玉衡，江河潮汐，天地脉运之常也。白虹贯日，洪水滔天，天地脉络之病也。穷冬闪电，九夏雹冰，天地气交之乱也。至于夏暑冬寒，南暄北冽，乃天地阴阳之偏。人在气交之中，脉象岂能无异？草木无心，皆有脉络以行津液；顽石无心，亦有纹理以通山泽之气。但当亢燥阴霖木石亦为之变色，况于人乎？手太阴之脉，起于中焦，循肺之经道

---

① 致：原作“至”，音近而讹，径改。

② 逐：原作“遂”，形近而误，径改。

而之三部，由中达外，为第一处动脉，较诸他处不同。古人虽设浮、沉、迟、数、滑、涩等象以别之，究其源，有形之脉，乃水谷之精所布，禀乎地也；其鼓运之象，无形之气所激，禀乎天也；其交通天地之气，和合阴阳之蕴，此则禀乎气交也。况乎气血之属，原不可以方员端砚，譬之人面，五官无异，及细察之千人万人，从未有一雷同者。此则二十八脉之形象，全在乎活泼变通，慎毋按图索骥，以失病机可也。

持　脉

持脉之道，先要会二十八脉之形体于胸中，更须明乎常变。凡众人之脉，有素大、素小、素阴、素阳，此其赋自先天，各成一局，常也。邪变之脉，有倏缓倏疾、乍进乍退者，此其病之骤至，脉随气见变也。故凡诊脉者，必须先识脏脉，而后可以察病脉，先识常脉，而后可以察变脉，于常脉中可察人之器局寿夭，于变脉中可察人之疾病吉凶。诊家大要，当先识此。

凡诊脉先须识时脉、胃脉与脏腑平脉，然后及于病脉。时脉，谓春三月，六部中俱带弦；夏三月，俱带洪；秋三月，俱带浮；冬三月，俱带沉。胃脉，谓中按得之，脉见和缓。凡人脏腑，胃脉既平，又应时脉，乃无病者也，反此为病。

十二经脉歌

太阳小肠足膀胱，阳明大肠足胃当，
少阳三焦足配胆，太阴手肺足脾乡，
少阴心经足为肾，厥阴胞络足肝方。

五脏部位论

左心小肠肝胆肾，右肺大肠脾胃命，此以部位而分五脏也。上以候上，中以候中，下以候下。以一部言之，浮为心肺，沉为肝肾，脾胃在中，是又以浮中沉分五脏也。外以候外，中以候中，内以候内，二说相兼，其义始备。所以脉无根有两说，浮无根，尺无根，亦即此义也。或疑中候胃气，设六脉俱沉，亦可断其无中气耶。不知中固中也，而浮之中亦有中，沉之中亦有中，不当泥其形而求其神也。盖弦、洪、毛、石，各得一偏，而胃气中和合德，有以化乎四脏之偏。故四脏虽各乘时合以呈其体象，而胃气即与之偕行，是胃之气多，而四脏之气少，是为平脉。故任脉之浮沉大小，皆足以徵中气，学者当变通之而勿泥也。

小大二肠

西池何先生曰：小肠与心为表里，诊于左寸；大肠与肺为表里，诊于右寸，此越人之说也。有谓小肠候于左尺，大肠候于右尺。前说从其络，后说从其位，二说相兼，不可废。盖二肠虽位居于下，经脉上行，则候经于寸，候腑于尺，不必歧议也。

五脏平脉体

浮大而散心之常，肝脉弦细而又长，肺浮短涩脾缓大，沉而滑者肾家乡。

按：古人不立六腑脉诀，以脏腑同气也。故以浮取腑，沉取脏；数为腑，迟为脏。又以急大缓涩沉甚者为脏，微急微大微缓微涩微沉为腑，盖甚者浮沉皆然，微者浮则然，沉取则不然也。至于浮亦有脏，沉亦有腑，神而明之，存乎人耳。

按[1]：心主血脉，如六菽之重[2]，略按至血脉而得者为浮，稍加力脉道粗大而软阔为散，此心之平脉也。太过固病，不及亦然。太过病在外，不及病在中，此心主自病为正邪也，余脏仿此。若见沉细，是肾水形，为贼邪；见毛涩，为肺金侮，是微邪；见缓大，是脾土乘，为实邪；见弦急，是肝木救，为虚邪。

肺主皮毛，如三菽之重，轻轻按至皮毛而得者为浮，稍加力脉道不利为涩，不及本位为短，此肺脉之平也。见洪大，是心火刑，为贼邪；见弦急，是肝木侮，为微邪；见微细，是肾水乘，为实邪；见缓大，是脾土救，为虚邪。

脾主肌肉，如九菽之重，略重按至肌肉滑弱者为缓，稍加力脉道敦厚为大，此脾之平脉也。若见弦急，是肝木刑，为贼邪；见沉细，是肾水侮，是微邪；见毛涩，是肺金乘，为实邪；见洪大，是心火救，为虚邪。

肝主筋脉，如十二菽之重，重按至筋脉如切绳为弦，迢迢端直为长，此肝脉之平也。如见短涩，是肺金刑，为贼邪；见缓大，是脾土侮，为微邪；见洪大，是心火乘，为实邪；见沉细，是肾水救，为虚邪。

肾主骨，重按至骨而得曰沉，流利为滑，此肾之常

---

① 按：根据上下文义，疑衍。

② 六菽之重：菽（shū），本指豆类总称。六菽之重，是用菽的重量来形容诊脉时下指的力度，以下“三菽之重”“九菽之重”“十二菽之重”意同。

脉也。若见缓大，是脾土刑，为贼邪；见洪大，是心火侮，为微邪；见弦长，是肝木乘，为实邪；见短涩，是肺金救，为虚邪。

以[①]上五脏之常脉固矣。然有五变，不可执一。故不问何部，凡洪则皆心，凡毛则皆肺也，凡缓则皆脾也，凡弦皆肝也，凡石皆肾也。若见于一二部，或见于一手，当随其部位之生克，以断吉凶。倘六脉皆然，是纯脏之气，邪气混一不分之兆也。至于本位本证而无本脉，又不合时，是脉不应病，俱为凶兆。若见他脏之脉，是本脏气衰，他脏之气乘也。经曰：脉有五，五五二十五变。即此之谓也。世人但守六部之绳尺，以求脏腑之虚实，亦犹不识其人之声音笑貌，而但认其居处之地也，可乎哉。

按：四脏既兼胃脉，则四脏之邪任其所干何部，而和缓之中亦必兼乎浮沉滑涩长短弦大，察其脉即知其邪，此五脏脉体，最宜留心也。

又按：火克金，必肺脉与心脉鼓桴相应，两相互勘，自有影响，可凭且参以证。凡先见心火之证，而后有肺火之证，即为相克。若无心火之脉与心火之证，或由脾胃积热，或由肝肾相火，或是本经郁热，即与心无涉。但此脏传来必有此脏之脉，与此脏之证可考，细察之自瞭然矣。予有生克论及五邪说，载在《医约》，所

① 以：原作“已”，音近而讹，径改。

当参阅，余脏仿此。

四时脉体（附反四时脉）

春脉如弦，夏脉如钩，秋脉如浮，冬脉如营①，此时脉也。

按：如弦则非过弦可知，通指六脉而言，非单指左关也。余仿此。

春得肺脉，夏得肾脉，秋得心脉，冬得脾脉，其至皆悬绝沉涩者，命曰逆四时。

又曰：春得秋脉，夏得冬脉，长夏得春脉，秋得夏脉，冬得长夏脉，是为五邪，皆同命，死不治。

按：脉与时违，无病得此，诚为可虞，若因病至，不过难治。如秋月病热，脉得浮洪，乃脉证相宜，宁可断为必死乎？余可类推。

四塞脉体②

春不沉，夏不弦，秋不数，冬不涩，是谓四塞。沉甚弦甚数甚涩甚曰病，参见曰病，复见曰病，未去而去

① 营：《难经·十五难》“营”作“石”。
② 体：原无，据上下文例加。

曰病，去而不去曰病，反者死，四时脉体同断。

六甲脉体

经曰：太阳脉至，洪大而长[1]。少阳脉至，乍疏乍数。阳明脉至，浮大而短。《难经》曰：太阴脉至，紧大而长。少阴脉至，紧细而微。厥阴脉至，沉短而敦。

按：此以阴阳之盛衰而论，周一岁之旺脉也。其法以冬至后得甲子，少阳旺，次阳明，又次太阳。夏至，得甲子太阴旺，次少阴，又次厥阴。客旺六十日，前三十日手经旺，后三十日足经旺。然有三阳而不及三阴，经文阙也，今从《难经》补之。

六气脉体

经曰：厥阴之至，其脉弦；少阴之至，其脉钩；太阴之至，其脉沉；少阳之至，大而浮；阳明之至，短而涩；太阳之至，大而长。

按：此言六气之专主也，其法大寒至春分，风水主之；春分至小满，君火主之；小满至大暑，相火主之；

① 洪大而长：《素问·平人气象论》作“洪大以长”。

大暑至秋分，湿土主之；秋分至小雪，燥火主之；小雪至大寒，寒水主之。故脉随时令而变，非五脏之本体也。

六经独至脉体

经曰：太阳脏独至①，厥喘虚气逆，是阴不足阳有余也。表里当俱泻，取之下俞。

按：此言脏气不和而有一脏太过，气必独至，诸证不同，针治亦异也。太阳膀胱经也，太阳独至则为厥逆，为喘气，为气虚，冲逆于上。盖膀胱与肾皆水脏也，以水脏而阳气独至，则阳有余而阴不足矣，当于二经取其下俞。肾阴不足而亦泻之，以阳邪俱盛，故必表里兼泻，而后可以遏其势。

经曰：阳明脏独至，是阳气重并也，当泻阳补阴，取之下俞。

按：阳明者，足阳明胃经也。阳明为十二经脉之海，而行气于三阳，若其独至，则阳气因邪而重，并于本脏。故当泻胃之阳，补脾之阴，而取之下俞也。

经曰：少阳脏独至，是厥气也，跻前卒大，取之下俞。

① 太阳脏独至：张琦曰：“太阳膀胱之经。言脏者，府亦得称脏。独至，谓一经气独藏。”

按：少阳者，足少阳胆经也。胆经之病连于肝，其气善逆，故少阳独至者，是厥气也。然厥气必始于足下，故于跻前察之。少阳气盛，则跻前卒大，故当取少阳之下俞。

经曰：少阳独至者，一阳之过也。

按：此释独至之义，举少阳而言，则二阳三阳之太过可知矣。

经曰：太阴脏搏者[①]，用心省真，五脉气少，胃气不平，三阴也。宜治其下俞，补阳泻阴。

按：太阴者，足大阴脾经也。搏肾强之谓，即下所谓伏鼓也。太阴脾脉，本贵和缓，今见鼓搏类乎。真脏，若真脏果见，不可治也。故当用心省察其真。今太阴脏搏，即太阴之独至，则五脏之脉气俱少，而胃气亦不平矣，是为三阴之太过也。故宜治其下俞，补足阳明之陷谷，泻足太阴之太白。

经曰：一阳[②]独啸，少阳[③]厥也，阳并于上，四脉争张，气归于肾。宜治其经络，泻阳补阴。

按："一阳"当作"二阴"，"少阳"当作"少阴"，盖此前言太阴后言厥阴。本节言气归于肾，末节复有"二阴搏至"之文，"少阴"之误无疑，二阴者是少阴肾经也。盖啸为阳气所发，出阴中，相火上炎，则为少阴

① 搏者：四库本作"独至"。

② 一阳：林校云："一阳，乃二阴之误"。

③ 少阳：林校引全元起本作"少阴"。

热厥。而阳并于上，故心肝脾肺，四脉为之争张，而其气则归于肾。故曰：独啸，宜治其表里之经络，而泻足太阳，补足少阴也。

经曰：一阴至，厥阴之治也。真虚痛心①，厥气留薄，发为白汗，调食和药，治在下俞。

按：一阴者，足厥阴之肝经也。至，即独至之义。治，主也。肝邪独至，真气必虚，木火相肝，故心为痛。痛厥气，逆气也。逆气不散，则留薄于经，气虚不固，则表为白汗。调和药食，欲其得宜，用针治之，乃在下俞。何以知其皆言足经，盖以“下俞”二字为可知也。至若“一阴调和药食”一句，盖亦总结上文而言，不独一经为然。

经曰：帝曰，太阴②脏何象？岐伯曰：象三阳而浮也。帝曰：少阳脏何象？岐伯曰：象一阳也，一阳脏者，滑而不实也。帝曰：阳明脏何象？岐伯曰：象太浮③也。

按：此下复言六经独至之脉象也。太阳之象三阳者，阳行于表，阳之极也，故脉浮于外。少阳之象一阳者，少阳为阳之里，阴之表，所谓半表半里，阳之微

---

① 痛心：《素问·经脉别论》作“痟心”。痟（yuān）：酸痛。由于肝脉上贯膈间所致。

② 太阴：《素问·经脉别论》作“太阳”。

③ 太浮：《素问·经脉别论》作“大浮”。林校引《太素》及全元起本“大浮”上有“心之”二字。

也，故虽滑不实。阳明虽太阳之里，而实少阳之表也，比之滑而不实者，则大而浮矣。仲景曰：尺寸俱浮者，太阳受病也；尺寸俱长者，阳明受病也；尺寸俱弦者，少阳受病也。义当参会。

经曰：太阴脏搏，言伏鼓也。

按：此即释上文“太阴脏搏”之义。沉伏而鼓击，即坚搏之谓。尺寸俱沉细者，太阴受病也。

经曰：二阴搏至，肾沉不浮也。

按：二阴少阳肾经也。二阴搏而独至者，言肾但沉而不浮也。仲景尺寸俱沉者，少阴受病也。尺寸俱微缓者，厥阴受病也。

胃气脉体

经曰：脉弱以滑，是有胃气。又曰：谷气来也，徐而和。

按：胃气本不可拟，于不可拟而欲拟以示人，不过拟其略似者耳。昔人拟以依依杨柳。又曰：口中吐出重气。总之，指下浑浑缓缓，无名之可拟者是也。盖二十八脉俱为病脉，一有可拟，便非胃气。若浑浑缓缓而无二十八脉之可名，非胃气而何？但人既有病，则脉即可名，安得胃气而察之？然不论浮沉迟数大小，虽值诸病叠见，但于邪脉中，稍兼徐和便是胃气，即无害也。夫脉之胃气，何气也？一阳之气升于土中者，是也。为先天之气，物之所赖以生者，此也。而人不自知不自觉，故在指下难取形状，便是胃气。但见形状可拟，便是六淫之气也。昔人以和缓拟之，吾以口中吐出重气拟之，又以软而滑者拟之，此亦无可拟之中，直强拟略相似者以示人也。

下指之时须以胃气为主，若此部得其中和，则此部无病，或云独大独小者，病。此言尤未尽善。假如寸关尺三部有二部皆受邪热，则二部洪盛而一部独小者，得其中和也。今若以小配大，不去清二部之热，而反来温一部之寒，故恐以抱薪救火，而伤其一部中和之脉体，可不损人之天年，故当以胃气为主者是也。

胗[①]脉之法，固当以胃气为主，而胃气之取法，前言备之矣，乃指下浑浑缓缓，其形之可拟者是也。但觉有形便是六淫之气阻滞，便可认之为病脉也。虽大小缓急之不同，乃六淫之体性有不同耳。自与中和胃气大相径庭。若苟以邪为无形，则血气以自通畅流行，乃正气而非邪，何病之有哉？既然为邪，必有形也，但在人察识之精，体认之真，察何经，用何药而眩，于二三之见阳分便用阳分药，浮沉不失，升降不差，轩岐之旨趣，斯得之矣。又云：一阴一阳之谓道，偏阴偏阳之谓病。信哉言乎。

胗脉之时，须以澄心静虑，一毫事务不可杂扰，又

① 胗（zhēn）：同“诊”。

要调停气息。初下指时，须轻手于皮肤之间，消息其。所以然也，待至消息之，方得其详也。次按至血脉，三按至肌肉之间，四按至筋之分，五按至骨之分。盖皮毛肺之分，阳中之阳也，其形如此。血脉，心之分，阳中之阴，其形如此。肌肉，脾之分，胃气分也，其形如此。筋乃肝之分，阴中之阳，其形如此。骨乃肾之分，阴中之阴，其形如此。一部之中，五行俱焉，五行之中，阴阳分焉，阴阳之中，胃气存焉。其胃气若桃核中之仁，分之两片，每片之中，有穿一线，即胃气也。所赖以生之机者此也，所赖以为化之之妙者此也。

六脉之部，须各具五行之性，莫不由阴阳分来，君火邪火，乃五行之一也。总以一而言之，施运兼备，即为太极也。有表有里，即为阴阳也。表中有里，里中有表，即为四象也。其土气于四象，无不在此，《河图》之土，土即五行焉。天一生水，地六成之，一得五而成六也。地二生火，天七成之，二得五而成七也。至于三四，皆得五，而八九也。此土之数，所以无不在也。其阴阳之定位若此。

其脉之有病者，何也？惟欲其无不及，无太过，各得其性而已。假令部之属木，于时为春，万物于此畅茂条达，萌芽甲拆，必得软滑而长，如万物之在春者，方得木之体也。外此，或短而涩，燥淫伤也。或平而渗，湿淫伤也。或微而滞，寒淫伤也。或浮而弦，风淫伤也。或洪而盛，热淫伤也。或尖大而数，火淫伤也。至于六淫合伤，五运害制，斯又在人察识之力耳。木须如此，火木[1]金土何也？如火也，于时而夏，万物莫不盛茂，张布发施。此部必得洪而大，如物之在夏也，方得火之体也。外此者，皆为病矣。金也于时为秋，万物莫不收敛而实。此部必得，潜肃而浮，如物之在秋也，方得金之体也。外此皆为病矣。水也于时为冬，万物莫不归藏，安静潜伏。此部必得沉细而实，方得水之体也。外此者病矣。至于土者，惟以和缓安静。且三焦包络之火，非心火之比，游行于天地之间，惟以滑数流利为体。若此者，乃本来自然之体，以知消息处治之道，但恐智者过之，愚者不及，难造斯道之精耳。

且人之病，全凭胃气以定吉凶，有胃气虽病重可以无忧，以邪不能胜正也。胃气之微者，即因其脏布施补救。若胃气之绝者，断难维挽，即视其脏，而断以五行之生克，以决其死期。合五脏形色脉体，以察其胃气，何患无定见乎？

大抵人身之脉，不越乎浮沉迟数滑涩六脉而已。浮沉者，以手轻重取之也。迟数者，以鼻呼吸取之也。滑涩者，以察病脉往来也。浮得于轻手，而芤洪散大长濡弦，皆可类得也。沉得于重手，而伏石短细牢实，皆可类得也。迟者一息三至，而缓结微弱，皆迟之类也。数者一息六至，而疾而促，皆数之类也。滑类数，涩类迟，然有辨者，则以往来察其形状也。浮为阳为表，为

---

① 木：据上下文意，恐为“水”之误。

虚为风。沉为阴为里，为湿也。

真脏脉体

肝绝之脉，循力责责。心绝之脉，转豆躁疾。脾则雀啄，如屋之漏，如水之流，如杯之覆。肺绝如毛，无根萧索，麻子动摇，浮波之合。肾脉之绝，至如省客，来如弹石，去如解索。命脉将绝，虾游鱼翔，至如涌泉，绝在膀胱。真脉既形，胃已无气，参察色证，断之以意。经曰：人绝水谷则死，脉无胃气亦死。所谓无胃气者，但得真脏脉，不得胃气也。所谓脉不得胃气者①，肝不弦，肾不石也。

按：弦搏之极，全无和气，微渺之极，全无神气，总皆真脏之见。人徒知但弦、但钩、但毛、但代、但石之为真脏，而不知不弦、不钩、不毛、不代、不石亦为真脏也。《内经》举肝肾为言，则五脏皆然，真脏犹言纯脏，不见胃气也。

人迎气口脉

人迎本足阳明胃经脉，在结喉两傍。人迎为腑脉，

① 脉不得胃气者：《太素》无此六字。

所以候表。气口乃手太阴之经脉，在两手寸口，为脏脉，所以候里。《内经》之旨也。后世但诊气口，而以左关前一分为人迎，右关前一分为气口。然以右手分之，寸为人迎，关为气口。盖肺主皮毛，司腠理，外邪来客，先犯皮毛，皆肺经不实所致也。合此三说，其义备矣。又寸关尺，每部三分，前一分，中一分，后一分，三而三之，是为九分。一指取之，动前脉盛，气有余，动前脉衰，气不足，应后脉盛，血有余，应后脉衰，血不足。取脉细微，不可忽也。

又按：《难经》以数为在腑，迟为在脏。仲景又以浮为在表，沉为在里。未尝以左右而分表里，但世医皆从此说，姑录之。

脉分五行歌（五言）

金兮浮涩弱，木也伏紧弦，滑沉涩是水，芤洪实火燃，微缓迟皆土，五行颠倒颠。

四大纲脉

察病之法，先单按以知各经隐曲，次总按以决虚实生死。然脉有单按浮，总按沉者，有总按浮，而单按沉者，迟数亦然。要之，审决虚实，惟总按可凭，况脉不单生，必曰浮而弦，浮而数，沉而紧，沉而细之类。其大纲不出浮沉迟数滑涩以别之，而其气类可推矣。浮沉以候表里，以举按重轻而得之。而洪大虚散芤濡革长弦，皆浮之类也。伏牢实细短，皆沉之类也。迟数以候寒热，以呼吸至数而得之。而缓结微弱代，皆迟之类也。紧促动疾，皆数之类也。至于滑涩以候血气之有余不足，是以往来察其开头形状之流滞也。然滑近于数，涩近于迟，主证虽异，亦不出于浮沉迟数之内也。滑伯仁云：病变虽多，不过寒热虚实而已，而其脉多兼见也。热则流通，凡浮洪大数长皆热也。寒则坚凝，凡沉小短迟皆寒也。实则形刚，凡实滑弦紧皆实也。虚则形柔，凡虚涩濡缓皆虚也。如《难经》谓：一阴一阳者，脉来沉而滑[①]；一阴二阳者，脉来沉滑而长；一阴三阳者，脉来浮滑而长，时一沉也。一阳一阴者，脉来浮而涩；一阳二阴者，脉来长而沉涩；一阳三阴者，脉来沉涩而短，时一浮也。皆兼见义也，此皆知要之言也。

数　脉

数脉息脉辐辏，按举有力，五至六至以上。凡急疾紧促之属，皆其类也。主阳盛燔灼，侵剥真阴之病，为

① 脉来沉而滑：《难经·四难》为“谓脉来沉而滑也”。以下“脉来沉滑而长”均同此。

寒热，为虚劳，为外邪，为痈疽，此病随脉见也。寸数喘咳，口疮肺痈。关数胃热，邪火上攻。迟为相火，遗浊淋癃。浮数表热，沉数里热。阳数君火，阴数相火。右数火亢，左数阴戕。此按部位以测病情也，昔人论之详矣。又云：数大烦躁，狂斑胀满，数虚虚损，数实实邪，数滑热痰，数涩为损，热灼血干。此大概主乎数脉，而尚有兼诊之殊也。夫《脉经》首重数脉，以阴阳疑似虚实，表里之间最易混淆也。但数则为热，人皆知之，而如数之脉，人多不察，此生死关头，不可不细心体认也。试切指之，夫数按不鼓，则为寒虚相搏之脉。数大而虚，则为精血销竭之脉。细疾若数，阴燥似阳之候也。沉弦细数，虚劳垂死之期也。又有驶①脉，即如数脉，非真数也。若假热之病，误服凉剂，亦见数也。世医诊得息数急疾，竟不知新病久病，有力无力，鼓与不鼓之异，一概混投苦寒，遽绝胃气，安得不速人于死乎？徐东皋云：数候多凶，匀健略可，惟宜伤寒，妊痓小儿。《濒湖脉学》云：数脉为阳热可知，只将君相火来医。实宜凉泻虚温补，肺病秋深却畏之。据此，亦常有温补之矣。若仅言只将君相火来医，则犹见之未扩也。夫独不有阳虚阴盛之重恙，反得洪②数有力之实脉，急温桂、附，旋即痊可者乎。余仅再引《内经·色脉篇》论，为时师下一痛针法。经言冬脉曰：其气来如弹

---

① 驶（kuài）：同“快”。

② 洪：原作“淇”，形近而误，径改。

石者，此为太过，病在外。其去如数者，此为①不及，病在中。释云：来如弹石者，其至坚强，营之太过也。去如数者，动止疾促，营之不及也。盖数本属热，而此真阴亏损之脉，亦必急数，然愈数则愈虚，愈虚则愈数，而非阳强实热之数，故不曰数而曰如数，则辨析之意深矣。此而一差，生死反掌。愚以为，何独数脉有相似者，即浮沉迟缓、滑涩洪实、弦紧诸脉，亦皆有相似也，又非惟脉然也。至证如疟、如痰、如喘、如风、如淋等病，设非素娴审辨，临事最撼心目，故庸浅者只知现在，精妙者疑似独明，为医之难，正此关头矣。吾故曰：脉故易辨，如数之脉则最难辨也。通一子云：滑数洪数者多热，涩数细数者多寒，暴数者多外邪，久数者必虚损。读此数语，则数脉与如数脉之脉瞭然矣。今将通一子数脉有阴有阳之论及西池先生之说列于后，读者留心细别，其于脉道思半矣。

西池先生曰：虚热者，脉必虚数无力固矣，然有过服凉剂，寒热搏击，或肝邪克土，脉反弦大有力者，投以温补之药，则数者静，弦者缓，大者敛也，此最当知。又有虚寒而逼火浮越者，真阳欲脱者，脉皆数甚者，亦强大有力者，皆当以证参之，勿误也。

通一子云：数脉有阴有阳。后世相传，皆以数皆热脉，乃始自《难经》，不知脉数主热，须分虚实。余自

---

① 为：《内经》为“谓”，意通。

历验以来，凡见火热伏火等症，脉反不数而惟洪滑有力，如经文所言者，是也。至如数脉之辨，大约有七[1]，兹列于下[2]，诸所未尽，可以类推。一，外邪有数脉。然初感便数者，原未传经，热自何来？所以只宜温散。即或传经日久，但其数而滑实，方可言热。若数而无力者，到底仍是阴证，只宜温中。此外感之数，不可尽以为热也。一，虚损有数脉。凡患阳虚而数者，脉必数而无力，或兼细，而证见虚寒，此则温之且不暇，尚堪作热治乎？又有阴虚之数者，脉必数而弦滑，虽有烦热诸症，亦宜慎用寒凉。若但清火，必至脾泄而败。且患虚损者，脉无不数。数脉之病，惟损最多，愈虚则愈数，愈数则愈危，岂数皆热病乎？一，疟疾有数脉。凡疟作之时，脉必紧数，疟止之时，脉必和缓，能作能止者，惟寒邪之进退耳，真火真热则不然也。一，痢疾有数脉。但兼弦涩细弱者，虚数非热数，宜温命门，百不失一。有形症多火，年力强壮者，方可以热数治，必见洪滑实数之脉，方是其症。一，疮疡有数脉。疮疡发，有阴有阳，可攻可补，不得尽以数脉为热。一，痘疹有数脉。以邪毒未达也，达则不数矣。一，癥癖有数脉。凡胁腹之下有块如盘者，以积滞不行，脉必见数，若无火症而见细数者，不得以为热。一，孕胎有数脉。冲任气阻，所以脉数本无火也。此当以强弱分寒热，不可因脉

---

① 七：据下文解释，当为“八”。

② 下：原作“左”，据文意及现代用法，径改。

数而执黄芩以为圣药也。凡邪盛者，多数脉必兼阳脉，虚甚者，尤多数脉必兼阴脉，则是热非热可知矣？

又按：《伤寒》以烦躁数脉者为传，脉静者为不传。脉静者为不传，有火无火之分也。即经尽欲解而脉浮数，按之不芤，其人不虚，不战汗，出而解则知，数而按之芤者，皆为虚矣。又“阳明例”云：病人脉数，数则为热，当消谷引食，而反吐者，以发汗，令阳气微，膈内虚，脉乃数也。数为客热，不能消谷，胃中虚冷，故吐也。又，胃反而寸口脉微数者，为胸中冷。又，脉阳紧阴数为欲吐，阳浮阴数亦吐，胃反脉数，中气太虚，而见假数之象也。凡乍病脉数，而按之缓者为邪退。久病脉数，阴虚之象。瘦人脉数，多火阴虚。形充肥泽之人脉数，痰湿郁滞，经络不畅而蕴热，未可责之于阴也。至于数则心烦，又曰：滑数心下结热，皆包络火旺而乘君主之位耳。若乍疏乍数，不问何病，皆不治也。

浮　脉

浮主于表，行从肉上，如循榆荚，如水漂木。凡洪大芤革之属，皆其类也。体法天，属阳脏，司肺时，属秋运，主金也。为中气虚，为阴不足，为风，为暑，为胀满，为不食，为表热，为喘息，此病随脉见也。又云：寸浮伤风，头痛鼻塞。左关浮者，风在中焦。寸关浮者，风痰在膈。尺部得浮，下焦风客，小便不利，大便秘涩。此按部位以测病情也，昔人论之详矣。浮紧伤寒，浮缓伤风，浮数伤热，浮洪热极，浮洪而实，热结经络，浮迟中风，浮弦头痛，浮滑风痰，浮虚伤暑，浮濡汗泄，浮微气虚，浮散劳极，此则大概主于浮脉，而尚有兼诊之殊也。至若浮芤失血，浮革亡血，内伤感冒而见虚浮无力，痨瘵阴虚而见浮大，兼痰火衰阳虚，而见浮缓不鼓，久病将倾，而见浑浑革至浮大有力，皆如浮脉也。叔和云：脉浮而无根者，死。其亦可以浮，诊而用治表之剂乎？夫曰浮多主表症，曰如浮悉属内病，表里不明，生死系之矣。通一子云：浮为在表，然真正风寒外感者，反不浮，但紧数而略兼浮者，便是表邪，其症必发热无汗，身疼，是其候也。若浮而兼缓，则非表邪矣。大抵浮而有力有神者，为阳有余，则火必随之，或痰见于中，或气壅于上，可类推也。若浮而无力空豁者，为阴不足。阴不足，则水亏之候，或血不营心，或精不化气，中虚可知矣。若以此等为表症，则害莫大矣。其有浮大弦硬之极，甚至四倍以上者，《内经》谓之关格。此非有神之谓，乃真阴之虚极，而阳亢无根，大凶之兆也。凡脉见何部，当随其部而察其证，诸脉皆然。

又按：《伤寒》以尺寸俱浮为太阳经病，以浮主表也。但指下有力，即属有余客邪，而太阳本经风寒营卫之辨，全以浮紧浮缓而分，其有寸关浮而尺迟弱者，谓之阳浮阴弱，营气不足，血少之故。盖太阳以浮为本脉一部，不逮虚实悬殊，亦有六脉浮迟。而表热里寒下利清谷者，虽始病有热，可验太阳其治与少阴之虚阳发露不异。又有下后仍浮，或兼促，或兼弦兼紧兼数之类，总由表邪未尽，乃有结胸咽痛，胁急头痛之变。端详结胸、脏结及痞之症，皆下早，表邪内陷所致。究其脉虽变异，必有一部见浮，生死虚实之机在关上沉细紧小之甚与不甚耳。若阳明府热攻脾，脉虽浮大，心下反硬者，急下之，所谓从症不从脉也。至于三阴都无浮脉，惟阴尽复阳厥愈，足温而脉浮者，皆为愈症。“三阴例”皆以脉浮欲愈，不浮为未愈可见也。总之，阳病浮迟，兼见里症，合从阴治；阴病脉浮，证显阳回，合从阳治，此伤寒之微言也。若夫别病日久，而脉反浮者，此中气亏乏不能内守而然是，又不可胶柱而鼓瑟也。

沉　　脉

沉脉为里，凡细小隐伏，反关之属，皆其类也。动乎筋骨之间，如石沉水，必极其底，外柔内刚，按愈实体同。地属阴，藏司肾，时属冬，运主水也。两尺若得沉实有神，此为根深蒂固，修龄广嗣之徵。如病则为阳郁之候，为寒，为水，为气，为郁，为停饮，为癥瘕，为胀实，为厥逆，为洞泄。昔人论之详矣。沉紧内寒，沉数内热，沉弦内痛，沉缓为湿，沉牢冷痛，沉滑痰食，沉弱气弱兼汗，沉伏闭痛，此则大率主于沉脉，而尚有兼诊之殊也。至于沉而散，沉而绝，沉而代，沉而短，沉不鼓，久病与阳病得此，垂亡之候也。若沉而芤，沉而弱，沉而涩，沉而细，沉而结，主亡血伤精。六极之脉，诸如此类，不得概以沉属寒、属痛而混投温散之剂也。更有如沉之脉，每见表邪初感之际，风寒外束，经络壅盛，脉必先见沉紧，或伏或止，是又不得以阳症阴脉为惑，惟亟投以清表之剂，则应手汗泄而解矣。此沉脉之疑似，不可不辨也。通一子云：沉虽属里，然必察其有力无力，以辨虚实矣，沉而实者多滞多气。故曰：下手脉沉，便知是气，气停积滞者，宜消宜攻。沉而虚者，因阳不达，因四气不舒，阳虚气陷者，宜温宜补，不得一概而混治也。

按：《伤寒》以尺寸俱沉为少阴病，故于沉脉别阴阳为第一关。捩[1]如始病不发热，不头痛，而手足厥冷，脉沉者，此直中阴经之寒证也。若发热头痛，烦扰不宁，至五六日渐变手足厥冷，躁不得寐，而脉沉者，此传经寒邪之热证也。亦有始虽阳邪，因汗下太过，而脉见沉迟，此热去寒起之虚症也。有太阳证下早，胸膈痞硬，而关上小细沉紧者，此表邪内陷阳分之结胸也。若能食而自利，乃阳邪下陷阴分之脏结矣。有少阴病，自利清水，口干腹胀，不大便，而脉沉者，此热邪陷于少阴也。有少阴病始得之，反发热脉沉者，麻黄附子细辛

① 捩（liè）：相反。

汤温之，是少阴而兼太阳也。此与病发热头痛脉反沉，身体痛，当温之，宜四逆汤之法，似是而实不同也。有寸关俱浮，而尺中沉迟者，此阳证夹阴之脉也。大都沉而实大数盛，动滑而有力，为阳邪内伏。沉而细迟微弱，弦涩少力，为阴寒无疑。更有冬时伏邪发于春夏，烦热燥渴而反脉沉足冷，此少阴无气，邪毒不能发出阳分，下虚，死证也。凡伤寒，温热得汗后，脉沉，皆为愈证，非阳病阴脉之比。更有内外有热，而脉沉伏，不数不洪，指下涩小急疾，无论伤寒杂病，发于何时，皆为伏热，不可以脉沉而认阴寒也。至于肠澼自利而脉沉，寒疝积瘕而沉，历节痛痹而沉，伏痰留饮而沉，石水正水而沉，胸腹结痛而沉，霍乱呕吐而沉，郁结气滞而沉，咸为应病之脉。若反浮大虚涩，或虽沉而弦细坚疾，胃气告匮，未可轻许治矣。

迟　脉

迟为阴脉，凡代涩缓结之属，皆其类也。与数为阴阳对待之体，数六至，迟三至，息数甚悬而缓。与迟又依稀相似，但迟只三至，缓得四至，虽略相似，而主病则异，到离经之脉则仅二至。《内经》谓之少气。然迟主脏病，多属虚寒。浮迟表寒，沉迟里寒。迟涩为血病，迟滑为气病。有力沧痛，无力虚寒。或主不月，或见阴疝，或血脉凝泣，或癥瘕沉痼。迟在上，则气不化精。迟在下，则精不化气。气寒则不行，血寒则凝滞。迟兼滑大，疯痰顽痹，迟兼细小，真阳亏损也。或阴寒留于中，为泄为痛，元气不营于表，寒慄[①]拘挛，皆主阳虚阴盛之病也。而独有如迟之脉，凡人伤寒初解，遗热未清，经脉未充，胃脉未复，必脉见迟滑，或见迟缓，亦可投以温中，而益助余邪乎？高鼓峰云：迟而汗出者，死。此虚实之不容不辨也。

按：仲景有阳明病，脉迟，微恶寒而汗出多者，为表未解。脉迟头眩腹满者，不可下。有阳明病，脉迟有力，汗出不恶寒，身重，喘满，潮热，便硬，手足濈然汗出者，为邪欲解，可攻其里。又太阳病脉浮，误下而变迟者，为结胸，若此，皆热邪内结之明验也。须知迟脉虽见表证，亦属脏气不克，所以邪气留连不解。详“脉迟为在脏”一语，可不顾虑脏气之病乎？

滑　脉

滑脉为阳中之阴，往来流利，如盘之珠，凡洪大芤实之属，皆其类也。若滑脉平匀，乃得胃气之脉也。故经云：脉弱以滑，是有胃气。又云：滑者阳气盛，微有热。按之指下击鼓，有力有神，如珠圆滑，替替不绝。

---

① 慄：原作“慓”，形近而误，径改。

男得此无病，女得此有胎，乃真滑脉也。若病，则属痰饮。浮滑风痰，沉滑食痰，滑数痰饮。寸滑呕吐，关滑蓄血，尺滑癞淋遗泄。滑大滑数为内热，上为心肺头目咽喉之热，下为小肠膀胱二便之热，亦脉证相应之脉也。而特有如滑之脉，骤诊亦是平和，不大不小，不见歇止，不得克胜，息数如常，只得平动不鼓，牒牒而去，稍按即无，为元气已脱，仅存余气，留连脏腑经络之内，未尽断耳。先于死期旬日内便见此脉，乃绝脉也。虽卢扁[①]亦难复苏。每见医者尚于此际，执以为痰，化气消痞，攻剂任投，只速其亡耳，抑何昧于生死之顿殊乎？至于虚损多弦滑之脉，阴虚而然也。泻痢多弦滑之脉，脾肾受复也。此又不得通以火论。

按：伤寒、温热、时行等病，总以浮滑而濡者为可治。盖脉之滑而不甚有力者，大抵皆浮滑、缓滑、濡滑、微滑之类，终非无力之比。又平人支体丰盛，而按之绵软，六脉软滑，此痰湿渐积于[②]十中外，终日劳役，不知怠倦。若安息则重着酸疼矣。以滑则为痰矣。若滑而急强，擘擘如弹石，谓之肾绝。滑不直乎？按之不可得，为太阳气不足，以其绝，无和缓胃气，故经予之以短期。

① 卢扁：战国时名医扁鹊因家于卢国，故又名“卢扁”。

② 于：原作“千”，形近而误，径改。

涩 脉

涩脉为阴，往来艰涩，动不流利，凡虚细微迟，皆其类也。状如轻刀刮竹，如雨沾沙，如病蚕食叶，参伍不调。主伤精亡血之病，为血痹，为寒湿入营，为心痛，为胁痛，为解㑊[①]，为反胃，为亡阳，为肠结，为忧烦，为拘挛，为麻木，为无汗，为脾寒食少，为二便不调，为四肢厥冷。男子为伤精，女子为失血，为不月，为胎病，为溲淋，亦为气滞。凡见涩脉，多因七情不遂，营卫耗伤，血少而气不波澜。其在上，则有上焦之不舒；其在中下，则有中焦下焦之不运。在表，则有筋骨之疲劳；在里，则有精神之短少。经曰：脉弱以涩，是谓久病。然亦有不同者，或人赋禀经脉不利，或七情伤怀莫解，或过服补剂以致血气壅盛，或饮食过度，不即运化，或痰多而见独涩，或久坐久卧，体拘不运，此又非主于伤精亡血之病也。至于虚劳细数而涩，或兼结代，死期可卜。凡诊此脉，须察病机，庶无谬治。《脉经》云：涩为血少，亦主伤精。寸涩心痛，或为怔忡。关涩阴虚，因而中热，右关土虚，左关胁胀。尺涩遗淋，血痢可决，孕为胎病，无孕血竭。

---

① 解㑊（yì）：莫文泉说：“解㑊者，其人懈怠而厌倦于事也。”

按：《金匮》云：寸口脉浮大[1]，按之反涩，尺中亦微而涩，知有宿食[2]。有发热，有头痛，而见浮涩数盛者，阳中雾露之气也。雾伤皮腠，湿流关节，总皆脉涩，但兼浮数沉细之不同也。有伤寒阳明府实，不大便而脉涩，温病大热而脉涩，吐下微喘而脉涩，水肿腹大而脉涩，消皮大渴而脉涩，痰证喘满而脉涩，病在外而脉涩，皆脉证相反之候。平人无故脉涩，贫窘之兆，尺中蹇涩则艰于嗣。其有脉塞而鼓如省客，左右旁至如交漆，按之不得如颓土，皆珑戾不和，殊异寻常之脉，故《素问》列之大奇。

实 脉

实脉浮沉，皆得大而且长，应指愊愊然不虚，凡弦洪紧清之属，皆其类也。经云：血实脉实。曰脉实者，水谷为病。曰气来实强，是谓太过。盖实主火热者，有余之病，或发狂谵语，或阳毒便结，或咽肿舌强，或脾热中满，或腰肠瘥痛。或平人实大，主有痢疾，宜先下之。或疽脉实，急下之，以邪气在里故也，宜通肠发汗，亟解繁奇之火，不待再计矣。又有如实之脉，久病得此，孤阳外脱，脉必先见弦数滑实。故书云：久病脉

① 脉浮大：《金匮要略》作“脉浮而大”。

② 知有宿食：《金匮要略》作“故知有宿食。”

实者凶，其可疗以消伐之剂乎？更有沉寒内痼，脉道壅滞，而坚牢如实，不得概用凉剂，但温以羌桂之属可也。又有真阴太亏，燎原日炽，脉见关格洪弦，若实，法几穷矣，尚可清凉乎？以上三症，皆如实脉，非正实脉也。通一子云：表邪实者，浮大有力。以风寒暑湿外感，于经为伤寒瘴疟，为发热，头痛，鼻塞，头肿，为筋骨支体酸疼痈疽等证。里邪实者，沉实有力。因饮食七情，内伤于脏，为胀满，为结闭，为癥瘕，为瘀血，为痰饮，为腹痛，为喘呕咳逆等证。火邪实者，洪实有力，为诸实热等证。寒邪实者，沉弦有力，为诸痛滞等证。凡其在气，在血脉，有兼见者，当以类求。然实脉有真假，真实者易知，假实者易误，故必问其所因，而兼察形证必得其神，方得高手通一子之论，殆亦恐人以如实为真实乎？

按：《诊宗三昧》[①] 云：实在表，则头痛身热，实在里，则腹胀腹满。大而实者，热由中发，细而实者，积自内生。在伤寒阳明病，不大便而脉实，则宜下。下后脉实大，或暴微欲绝，热不止者，死。厥阴病，下利，脉实者，下之死，病脉之逆从可见矣。盖实即是石，石为肾之平脉，若石坚太过，劈劈如弹石状，为肾绝之兆矣。其消瘅鼓胀坚积等，诋皆以脉实为可治。若泄而脱血及新产骤虚，久病虚羸而得实大之脉，良不易治也。

---

① 《诊宗三昧》：脉学著作，又名《石顽老人诊宗三昧》。1卷，清·张璐（路玉，号石顽）著。成书于康熙二十八年。

虚　脉

虚脉正气虚也，无力也，无神也，有阴有阳。浮而无力为血虚，沉而无力为气虚，数而无力为阴虚，迟而无力为阳虚。虽曰微濡迟涩之属皆为虚类，然无论二十八脉，但见指下无神者，俱是虚脉。《内经》曰：按之不鼓，诸阳皆然。即此谓也。故凡洪大无神者，即阴虚也；细小无神者，即阳虚也。阴虚则金水亏残，龙雷易炽，而五液神魂之病生焉，或盗汗，或遗精，或上下失血，或惊忡不宁，或咳喘劳热。阳虚则火土受伤，真气日损，而君相化源之病生焉，或头目昏眩，或膈塞胀满，或呕恶亡阳，或泻痢疼痛。救阴者，壮水之主，救阳者，益火之源。渐长则生，渐消则死。虚而不补，元气将何以复？此实生死之关也。医不识此，尚何望其他焉。

经云：脉气上虚尺虚，是谓重虚。病在中，脉虚难治，脉阴阳俱虚，热不止者死。可见病实脉虚，皆不易治。盖虚即是毛，毛为肺之平。肺若极虚而微，如风吹之状，极虚而数，瞥瞥如羹上肥者，皆为肺绝之兆也。惟癫疾之脉，虚为可治者，以其神出舍空，可行峻补。若实大为顽痰固结，搜涤不应，所以为难耳。

弦脉

弦从肝化，可阴可阳，其状端直以长，若筝弓弦从中直过，挺然指下，凡滑实坚搏之属，皆其类也。体为阳中阴，脏司肝，时属春，运主木也。经云：轻虚以滑者，平。实滑如循长竿者，病。急劲如新张弓弦者，死。戴同父曰：弦而软者，其病轻，弦而硬者，其病重。纯弦为负死脉也，弦缓平脉也。弦临土位，克脉也。弦见于秋，反克脉也。春病无弦，失主脉也。其病主诸疟，支饮，悬饮，头痛，膈痰，寒热，癥瘕，尺中阴疝，两手拘挛。通一子云：为血气不和，为气逆，为邪胜，为肝强脾弱，为宿食，为寒热，为疼痛，为拘急。右关见弦，胃寒腹痛，若不食者，木来克土，必难治，此则大概脉与病符也。又如弦之脉，本非真弦，而或兼见，而或相类。弦固类细，而细则如丝线之应指。弦又类紧，而紧则如转索之不绝。为体固异，主病亦殊。但紧则为诸痛，依稀若弦之无力耳。弦兼洪为火炽，滑为内热。弦兼迟为痼冷，弦不鼓为脏寒。弦兼涩，秋逢为老疟。弦兼细数，主阴火煎熬精髓血液，月竭痨瘵，垂亡之候也。若诸失血而见弦大为病进，见弦小为阴消痰清。见弦为脾土已败，真津上溢，非痰也。又有似疟，阴阳两亏，寒热往来，脉亦见弦，急扶真元，亦有生者。若误作疟治，必枉投于见病治病之舛剂也。《大要》：弦脉而病属经者易治，属腑者难治，属脏者不治，指下细别吉凶眉列矣。通一子云：诸病见此总非吉，六脉皆弦必是凶。盖谓其弦强与和缓相左矣。《脉法》云：弦为肝风，主痛主疟，主痰主饮。弦居左寸，心中必痛；弦居右寸，胸及头痛。左关弦兮，痰疟癥瘕；右关弦兮，胃气疼痛。左尺逢弦，饮在下焦；右尺得弦，足挛疝痛。又云：浮弦支饮，沉弦悬饮；弦数多热，弦迟多寒；弦大主虚，弦细拘急；阳弦头痛，阴弦腹痛；单弦饮辟，双弦寒痼，亦初学察病之了也。

按：弦为六贼之首，最为诸经作病。故伤寒坏证，弦脉居多；虚劳内伤，弦常过半。总由中气少权，土败木贼所至。但以弦少弦多，以证胃气之强弱；弦实弦虚，以证邪气之虚实；浮弦沉弦，以证表里之阴阳；寸弦尺弦，以证病气之升沉。无论所患何证，兼见何脉，以和缓有神，不乏胃气，咸为可治。若弦而劲细，如循刀刃，弦而强直，如新张弓，弦如循长杆，如按横格，此皆弦无胃气，不可治也。又《伤寒》以尺寸俱弦为少阳受病，如弦而兼浮兼细，为少阳之本脉。弦而兼数兼缓，即有入腑传阴之两途。若弦而兼之以沉涩微弱，得不谓之阴乎？又伤寒脉弦细，头痛发热者属少阳，此阳弦头痛也，必见于太阳。阳脉涩阴脉弦，法当腹中急痛，此阴弦腹痛，皆少阳部位也。凡表邪全盛之时，中有一部见弦或兼迟兼涩，便是夹阴，急需温散，猛剂非宜，即非时感冒，亦宜体此。至于素有动气，怔忡，寒疝，脚气种种，宿病而夹外感之邪，于浮紧数大中，委曲搜求弦象，必隐于内，多有表邪。脉紧，于紧中按之，渐渐减少，从之不甚鼓指，便当弦脉例治。于浮中按之敛直，滑中按之搏①指，沉中按之引引，涩中按之切切，皆阴邪内伏，阳气消沉，不能调和而显弦直之状，良非客邪盛紧之兆也，不可不察。

缓 脉

缓为脾脉，主乎中，应乎肌肉。阳寸阴尺，上下同等，不浮不沉，不大不小，不徐不疾，不微不弱，和缓有力，鼓指有神，如丝在经，不卷其轴。又如微风轻飐柳梢。蔡西山曰：意思忻忻，难以名状，四时五脏，得此为有胃气。其体属天地之交，阳中有阴，阴中有阳。脏司脾，时应长夏，运主季土也。不分男女老弱，人身得此，志气神畅。百病得此，不治自愈。然缓有二，此乃有胃气，雍容和缓之缓也。又有缓迟之缓，缓纵之缓，缓弱之缓。缓驰，伤湿也。缓纵者，风热也。缓弱者，气虚也。缓而兼涩者，血虚也。浮缓者，风伤经络。沉缓者，湿伤脏腑。洪缓者，湿热。细缓者，寒湿。是皆有病之脉，非真缓脉也。尚有阴虚浮洪，无力而缓。阳虚沉细，无力而缓，是仅稍缓之体，而非得缓

① 搏：原作“榑”，形近而误，径改。

之神也。若弦居土位，缓临水宫，盖克脉也。看此缓脉，要察胃气多少，鼓击高下，去来迟速，便得真确，悟从心解，未可一诊了事也。《脉法》云：右寸浮缓，风邪所居；左寸涩缓，少阴血虚。左关浮缓，肝风内鼓；右关沉缓，土弱湿侵。左尺缓涩，精宫不及；右尺缓细，真阳衰极。通一子云：缓脉有三，从容和缓，浮沉得中，此平人之正脉。若缓而滑大有力者，多实热，如《内经》所言者是也。为烦热，为口臭，为腹满，为痈疡，为二便不利。或伤寒温疟初愈，而邪热未清者多有此脉。缓而迟细者，多虚寒，即诸家所言是也。为阳虚，为畏寒，为气怯，为疼痛，为晕眩，为脾弱，为痿厥，为怔忡健忘，为饮食不化，为鹜溏飧泄，为精寒肾冷，为小便频数。女子为经迟血少，为失血下血。凡诸疮毒外证及中风产后，但得脉缓者皆易愈。

按：《伤寒》以尺寸俱微缓者，为厥阴受病。厥阴为阴尽复阳之界，故凡病后得之，咸为相宜。其太阳病，发热，头痛，自汗，脉浮缓者，为风伤卫证。又脾为湿土之经，缓为本脉，病主多湿，以土湿则软也。然必和缓有神，为脾气之充。今曰缓，则非不紧不缓之中和矣。盖凡有可名者，即非中和，即为病脉也。

洪　脉

洪脉指下极大，来盛去衰，来大去长。凡浮大芤实之属，皆其类。体为阳，脏司心，时属夏运，主火也。主病为腹满烦渴，为狂躁[1]，为斑[2]疹，为头痛面热，为咽干喉痛，为口疮痈肿，为大小便不通，为动血。浮洪为表热，沉洪为里热，皆阳盛阴虚之病。若逢炎夏，诊有胃气，乃应时之脉也。若泄痢失血，久嗽及痞满反胃，见之增剧难瘥。或沉兼洪弦涩，主痰红火炽之症。若形瘦脉大，多气虚，死。谓其与症不合也。又曰：脉大则病进，若春秋冬月见之，治，主升阳散火。若洪而有力，乃实脉，非洪脉，须投寒凉。此相类，宜细别耳。又有如洪之脉，乃阴虚假热，阳虚暴症，脉虽洪大，按而无力，此又不得投以凉剂，致败胃气。又，人临死从阳散而绝者，脉必先见洪大滑盛，乃真气尽脱于外也，不可不察。至于洪大至极，甚至四倍以上者，是即阴阳离绝，关格之脉也，不可治。《汇补》云：浮天之脉，阴必伤。弦洪之脉，胃必损。读此二语，可不顾虑元气乎？

按：仲景有服桂枝汤，大汗出，大渴，烦不解，脉

---

① 躁：原作“燥”，音近而讹，径改。
② 斑：原作“班”，音近而讹，径改。

洪，为温病。温病乃冬时伏气所发，发于春者为温病，发于夏者为热病。其邪伏藏于内，而发出于表。脉多浮洪而混混不清，每多盛于右手。若温热时行，脉反细小弱者，阳病阴脉也。有阳热亢极而足冷尺弱者，为下虚之症，皆不可治。又，屡下而热势不解，脉洪不减，谓之坏病，多不可救。洪为阳气满溢，阴气垂绝之脉，故谒谒如车盖者，为阳结。脉浮而洪，身汗如油，为肺绝，即杂病。洪脉，皆火气亢甚之兆。若病后久虚，虚劳失血，泄泻脱元，而见洪盛之脉，尤非所宜。

细　脉

细脉似微而常有细直，而软若丝线之应指，宜于秋冬老弱，为血气两衰之病。或伤精泄汗，或湿气下侵，或泄利脱阴，或丹田虚冷，或胃虚腹胀，或目眩筋痿。《脉经》云：细为血气衰，有此症则顺，否则逆。故吐衄脉沉细者，生。忧劳过度者，脉亦细，治须温补春夏，少壮俱忌。细脉谓其与时不合，与形不合也。至有如细之脉，或因暴受寒冷极痛，壅塞经络，致脉沉细，不得宣达，是细不得概言虚，而可误施温补，固结邪气也。又有劳怯困殆，脉见弦细而数。盖弦主气衰，细主血少，数主虚火煎熬，奄奄将毙，医于此时，尚欲清之平之，良可概矣。高鼓峰云：细脉必沉，但得见滑即是正脉，平人多有之。若见弦数，即是枯脉，六腑内绝，不治。《脉经》云[1]：细主气衰，诸虚劳损。细居左寸，怔忡不寝。细居右寸，呕吐气怯。细入左关，肝阴枯竭。细入右关，胃虚胀满。左尺见细，泄利遗精。右尺见细，下元冷惫。

按：《伤寒》以尺寸俱沉细，为太阴受病。太阴职司敷化之权，今为热邪所传，营卫之气不能条畅百脉，所以尺寸皆沉细，不独太阴为然，即少阴之脉亦多沉细。故仲景有少阴病脉沉细数，不可发汗之禁，此皆外阴内阳。非若严冬卒中暴寒，盛夏者风卒倒，内外者皆阴之比。

长　脉

长脉不大不小，迢迢自若，如循长竿末稍，为平。如引绳，如循长竿，为病。长有三部之长，一部之长，此以形体言也。有来往之长，谓来有余韵也。心脉长，神强气壮；肾脉长，蒂固根深。经云：长则气治，短则气病。长主于肝，短主于肺，皆平脉也。反此则为有余之病，非阳毒癫痫，则阳明热深。若长而缓，百病皆愈，大概虽主乎病，亦属轻浅之症。其有如长之脉，或鳏寡思色不遂，心肝两部，则洪长而溢鱼际，皆是七情

① 云：原作“去”，形近而误，径改。

为患，而非有病之脉也。或癞疝而左尺偏长，是又宿疾留经，而非无病之脉也。或寒入经腑，六部细长不鼓，此非投以辛热，不能蠲除也。若细长而鼓，又须清解，灵变在人耳。看得长脉多有兼见，不得偏执为悉。无病，但疾得此，终非死脉。老人两尺脉沉长滑实，寿可期颐，且徵瓜瓞[1]之盛。若短脉不及本位，应指而回，不能满部，主病为内虚，为喘满气促，为胃气弱，为头腹疼。诸病见短难治，为真气不足，是又与长为霄壤之判。

短　脉

短脉尺寸俱短而不及本位，不似小脉之三部皆小弱不振，伏脉之一部独伏匿不前也。经曰：短则气病。良由肾气阨塞，不能条畅百脉，或因痰气食积，阻碍气道，所以脉见短涩促结之状。亦有伤气不充而脉短者，经谓寸口脉[2]中手短者，曰头痛是也。仲景曰：汗多重发汗，亡阳，谵语，脉短者死，脉自和者不死。又，少阴脉不至，肾气绝，为尸厥。伤寒六七日大下后，寸脉沉而迟，手足厥冷，下部脉不至，咽喉不利，唾脓血者

① 瓜瓞：瓞（dié），即小瓜。瓜瓞，比喻子孙蕃衍，相继不绝。

② 寸口脉：《内经》作“寸口之脉”。

难治。戴同父曰：短脉只当责之于尺寸，若关中见短，是上不通寸，为阳绝，下不通尺，为阴绝矣。曷知关部从无见短之理？昔人有以六部分隶而言者，殊失短脉之义。

紧　脉

紧脉形如转索无常，又如切绳，乃热为寒束之脉，故以急数而不甚鼓。暴病见之，为腹痛身疼，寒客太阳，或主风痉痫症。在尺阴冷腹疝，在关心腹沉痛。在左紧盛伤寒，在右紧盛伤食。急而紧者是遁尸，数而紧者，当主鬼击。紧数在表，为伤寒发热，为浑身筋骨疼痛，头痛项[①]强，为嗽咳鼻塞，为瘴为疟。沉紧在里，为心腹疼，为胸腹胀满，为中寒逆冷，为吐逆出食，为风痫反张，为痃癖，为泻利，为阴疝。女人为气逆经滞，小儿为惊风抽搐。若中恶浮紧，嗽咳沉紧，皆主死，此症与脉反也。又有如紧之脉，乃伤寒阴症绝阳，七日九日之间，得此脉。仲景曰：脉见转索者，即日死。盖紧本属病脉，而非死脉，但有新久之异，便有生死之分，不可不察。

紧为诸寒收引之象，亦有热因寒冻而烦热拘急疼痛

① 项：原作“顶”，形近而误，径改。

者，如太阳寒伤营证是也。然必人迎浮紧，乃为表证之确候。若气口盛紧，又为内伤饮食之兆。《金匮》所谓：脉紧头痛风寒，腹中有宿食也。而少阴经中，又有病人脉阴阳俱紧，反汗出者，亡阳也。此属少阴，法当咽痛，而复吐利，是谓紧反入里之徵验。又少阴病脉紧，至七八日下利，而脉暴微，手足反温，脉紧又去，为欲解也。虽烦热下利，必自愈，此即紧去入里之互辞，不可下。脉证中则有脉来阴阳俱紧，恶寒发热，则脉欲厥。厥者，脉初来大，渐渐小，更来渐渐大，是其候也。此亦紧反入里之互辞，因误下而阳邪内陷，欲出不出。有此厥逆，进退之象，故言欲厥。脉虽变而紧状依然，非营卫离散，乍大乍小之比。而脉法中复有寸口脉微，尺脉紧，其人虚损多汗。如阴常在绝不见阳之例，可见紧之所在，皆阳气不到之处，故有是象。夫脉按之紧如弦，直上下行者，痉。若伏坚者，为阴痉。总皆经脉拘急，故有此象。若脉至如转索而强急不和，是但紧无胃气也。岂堪尚引曰乎？

散　脉

散脉举之浮散，按之则无，去来不明，漫无根蒂，不似虚脉之重按虽虚，而不至于散漫也。散为元气离散之象，故伤寒嗽逆上气，其脉散者死，谓其形损故也。可知散脉为必死之候，然形象不一，或如吹毛，或如散叶，或如悬壅，或如羹上肥，或如火薪然，皆真散脉，见之必死，非虚大之比。经曰：代散则死。若病后大邪去而热退身安，泄利止而浆粥入胃，或有可生者，又不当一[①]概论也。古人以代散为必死者，盖散为肾败之应，代为脾绝之兆。肾脉本沉，而按之不可得见，是先天资始之根本绝也。脾脉主信，而代脉去来必愆其期，是后天资始之根本绝也。故二脉独见均为危亡之候，而二脉交见尤为必死之徵。

按：脉形本员敛，今散漫不收，似大而实非大，盖虚甚而四散者也。

弱　脉

弱脉者，沉细而软，按之乃得，举之如无。不似微脉之按之欲绝，濡脉之按之若无，细脉之浮沉皆细也。弱为阳气衰微之候。夫浮以候阳，今取之如无，阳衰之明验也。故《伤寒》首言：弱为阴脉。即阳经见之，亦属阳气之衰。经言：寸口脉弱而迟，虚满不能食。寸口脉弱而缓，食卒不下，气填膈上。上二条，一属胃寒，一属脾虚，故皆主乎饮食。又形作伤寒，其脉不弦，紧而弱。太[②]阳中暍，身热疼重，而脉微弱。可见，脉弱

① 一：原作“以”，音近而讹，径改。
② 太：原作“大”，形近而误，径改。

无阳必无实热之理，只宜辨析真阳之虚与胃气之虚，及夏月伤冷水，水行皮中所至耳。在阴经见之，虽为合脉，然阳气衰微已极，非峻温峻补，良难春回寒谷也。惟血痹虚劳，久嗽失血，新产及老人久虚，脉宜微弱，然必弱而和滑，可卜胃气之未艾。若少壮暴病而见脉弱，咸非所宜，即证虚脉弱而兼之以涩，为气血交败，其能荣爨下之薪乎？

濡　脉

濡脉虚软少力，应指虚细，如絮浮水面，轻手乍来，重手乍去。不似虚脉之虚大无力，微脉之微细如丝，弱脉之沉细软弱也。为中湿，为自汗，为冷，为痹。寸濡曰阳虚，关濡曰中虚，尺濡曰湿甚，为泄泻。濡为胃气不克之象，故内伤虚劳，泄泻少食，自汗喘乏，精伤痿弱之人，脉虽濡软乏力，犹堪峻补峻温。不似阴虚脱血，纯见细数弦，强欲求濡弱，绝不可得也。盖濡脉之浮软，与虚脉相类，但虚则浮大，而濡则小弱也。濡脉之细小，与弱脉相类，但弱在沉分，而濡在浮分也。濡脉之软弱，与微脉相类，但微则欲绝，而濡则力微也。濡脉之无力，与散脉相类，但散则从大，而按之则无，濡则从小，而渐至无力也。夫从小而渐至无力，气虽不充，血犹未败，从大而按之则无，则气无所统，血已伤残，阴阳离散，将何所恃而尚望其生乎？以此言之，则濡之与散不啻霄壤矣。

芤　脉

芤脉浮大中空，按如葱管。芤为阳脉，凡浮豁长洪之属，皆其类也。为孤阳脱阴之候，为失血脱血，为气无所归，为阳无所附，为阴虚发热，为头晕目眩，为惊悸怔忡，为喘急盗汗。芤虽阳脉，而阳实无根，总属大虚之候。《脉经》云：芤脉中空，故主失血，随其部位，以验所出。左寸呈芤，心主丧血。右寸呈芤，相传阴亡。芤入左关，肝血不藏。芤现右关，脾血不摄。左尺见芤，便红之咎。右尺若芤，火炎精漏。

按：太阳病，有脉浮而紧，按之反芤，本虚。战汗而解者，暑病。有弦细芤迟，血分受伤者，芤为失血之本。《脉经》云：脉至如搏，血温身热者，死。详“如搏”二字即是弦大，而按之则减也。又云：脉来悬钩浮为常脉。言浮而中空，按之旁至，似乎微曲之状，虽有瘀积阻滞，而指下柔和，是知尚有胃气，故为失血之常脉。若弦强搏指而血温身热，为真阴槁竭，必死何疑。凡血脱脉芤而有一部独弦，或带结促涩滞者，此为阳气不到，中挟邪虚之兆，是即瘀血所结处也。所以芤脉须一部两部，或一手两手，而与攻补方为合法。

微　脉

微脉纤细无神，柔弱之极，是为阴脉。凡细小虚濡之属，皆其类也。乃血气俱虚之候，为畏寒，为恐惧，为怯弱，为少气，为中虚，为胀满，为呕哕，为泄泻，为虚汗，为食不化，为腰腹疼痛，为伤精失血，为眩运厥逆。此虽气血俱虚，而尤为元阳亏损，最是阴寒之候。《脉诀》云：左寸惊怯，右寸气促。左关寒挛，右关胃冷。左尺得微，髓竭精枯。右尺见微，阳衰命绝。学者当按部位以察病可也。按微脉轻取而如无，故曰阳气衰。重按之而如无，故曰阴气竭。长病得之，多不可救，谓其正气将绝也。卒病得之，或可生，谓其邪气不至深重也。

按：萦萦如蜘蛛丝者，仲景谓阳气之衰。尝见中风卒倒而脉微，暑风卒倒而脉微，皆为虚风之象，其脉多兼沉缓。若中寒卒倒而脉微，为阴邪暴逆，所以微细欲绝也。而《伤寒》以尺寸俱微缓为厥阴受病，病邪传至此经，不特正气之虚，邪亦向衰之际，是以俱虚，不似少阴之脉微细，但欲寐耳。详二经之脉，同一微也，而有阴尽复阳，阳去入阴之异。即太阳经之脉微，而发热恶寒，热多寒少脉微为无阳者，有面有热色，邪未欲解而脉微者，有阴阳俱停，邪气不传而脉反微者。若以微为虚象，不行攻发，何以通邪气之滞耶？必热除身安而脉微，方可为欲愈之机。若太阳症具而见足冷尺微，反为下焦虚寒之验，可不建其中气，而行正发汗之例乎？

动　脉

动乃数脉，见于关上，下无头尾，如豆大，厥厥动摇。仲景曰：阴阳相搏，名曰动。阳动则汗出，阴动则发热，形冷恶寒，此三焦伤也。主病为痛，为惊，为泄利，为亡精，为失血。虚者倾摇，胜者自安，此皆病也。《脉法》云：右寸得动，自汗无疑。左寸得动，惊悸可断。左关拘挛，右关脾痛。左尺亡精，右尺火迅。是可按部位以察病也。又有平人而动者，《太素》云：三部宽长是上贤，更于胆脉见长弦，豁然应指如龙动，翊赞门君万万年。又曰：肾部忽然动滑时，为官必定有迁移，更有三部宽洪应，用意消详仔细推。《素问》曰：妇人少阴脉动甚者，孕子也。是皆吉兆之脉也。

伏　脉

伏脉深于沉，诊须推筋着骨，细寻方见。凡沉微细脱之属，皆其类也。主寒凝经络脏腑，或霍乱吐泻，腹疼沉困，或宿食沉蓄，或老痰胶固，或厥逆。重阴散阳温里，急宜着力。伤寒太阳初症得此，最为吉兆。故

《濒湖》曰：伤寒一手脉伏曰单伏，两手脉伏曰双伏，不可以阳症见阴为诊。乃火邪内郁，不得发越，阳极似阴，故脉伏必有大汗而解。正如久旱将雨，六合阴晦，雨后庶物皆苏之义。又有夹阴伤寒，先有伏阴在内，外复感寒，阴盛阳衰，四肢厥逆，六脉沉伏，须投羌、附，及灸关元，脉乃复出也。若太谿、冲阳皆无脉者，必死。以上皆正伏脉也。又有如伏之脉，乃病久阳阴两亏，脉见断续沉陷，或隐或见，真气随亡，岂初病消散之比乎？此乃脱脉，非伏脉也。至有暴惊暴怒暴厥，亦见沉伏，少待经尽气复，不治当自愈。若人年过四十以上，元气素虚，忽然昏聩，不省人事，此为类中风，而非真中风也。喉声曳锯，六脉沉伏，惟急治以三生饮加人参一两，亦有得生者。如遗尿汗泄，口开目合，便不救矣。但诊此脉，与如伏脉，当兼察病因，庶免枉治。通一子云：如有如无，附骨乃见，此阴阳潜伏，阴隔闭塞之候，或火闭而伏，或寒闭而伏，或气闭而伏，为痛极，为霍乱，为疝瘕，为闭结，为气逆，为食滞，为愤怒，为厥逆，水气。凡伏脉之见，虽与沉微细脱者相类，而实有不同也。盖脉之伏者，以其本有如无，而一时隐蔽不见耳。此有胸腹痛极而伏者，有气逆于经脉，道不通而伏者，有偶因气脱不相接续而伏者。然此必暴病暴逆者乃有之，调其气而脉自复矣。若此数种之外，其有积困延绵，脉本细微而渐至隐伏者，此自残烬将绝之兆，安得尚有所伏？常见痛人胗此，无论久暂虚实，动称伏脉，而破气通痰等剂，犹言任意。此恐其就道稽迟，而复行催牒耳。闻见略具，谅不至此。《脉法》云：伏脉为阳，受病入深，左寸血郁，左关肝滞而痛，右关寒凝水谷，左尺气疝，右尺火消，冬应部位，学者消息。

牢　脉

牢脉弦大而长，举之减少，按之实强，如弦缕之状。不似实脉之滑实流利，伏脉之匿伏涩难，革脉之按之中空也。为心腹疼痛，为疝癫瘕瘕，为气短息促，为皮肤著肿。叔微云：牢则病气牢固，在虚证绝无此脉，惟湿痉拘急，寒邪暴逆，坚积内伏，乃有是脉。历考诸方，不出辛热开结，甘温助阳之治，庶有克敌之功。虽然固垒在前，攻守非细设，更加之以食填中土，大气不得流转，变故在于须臾，可不为之密察乎？若以牢为内实，不问所以而妄行，迅扫，能无实实虚虚之咎哉？大抵牢为坚积内著，胃气竭绝，故诸家以为危殆之象云。

革　脉

革脉弦大而数，浮取强直，重按中空，如鼓皮之状。不似紧脉之按之劈劈，弦脉之按之不移，牢脉之按之益坚也。为亡血，为失精，为半产崩漏，为胀满，为中风，为感湿。婴宁生曰：革乃变革之象，虽失常度，而按之中空，未为真脏。故仲景“厥阴例”中有：下利肠鸣，脉浮革者，主以当归四逆汤。得非风行木未扰动根株之候乎？又云：妇人则半产漏下，男子则亡血失精。《金匮》半产漏下，主以旋覆花汤，得非血室伤惫，中有瘀结未尽之治乎？其男子亡血失精，独无主治，云岐补以十全大补，得非极劳伤精，填补其空之谓乎？是以长沙直以寒虚相搏例之，惟其寒，故柔和之气失焉。惟其虚，故中空之象见焉。岂以革浮属表不顾肾气之内惫乎？

结　脉

结脉指下迟缓中频见歇止，而少顷复来，不似代脉之动止不能自还也。结为阴邪固结之象。越人云：结甚则积甚，结微则气微。言结而少力，为正气本衰，虽有积聚，脉结亦不甚也。而仲景有：伤寒汗下不解，脉结代心动悸者。有太阳病身黄脉沉结，少腹硬满，小便不利为无血者，一为津衰邪结，一为热结膀胱，皆虚中夹邪之候。凡寒饮、死血、吐利、腹痛、癫痫、蛊积等气郁不调之病，多有结脉。暴见即宜辛温扶正，略兼散结开痰，脉结自退。尝见二三十至内有一至接续不上，每次皆然，而指下虚微，不似结促之状，此元气骤脱之故，峻用温补自复，如补益不应，终见危殆。若久病见此，尤非合脉。夫脉之歇止不常，须详指下有力无力，结之频与不频。若十余至或二三十至一歇，而纵指续续，重按频见，前后至数不齐者，皆经脉窒碍，阴阳偏阻所致。盖阴盛则结，阳盛则促，所以仲景皆为病脉。

促　脉

促脉乃数而一止，此为阳极亡阴，主痰壅阴经，积留胃腑，或主三焦郁火炎盛，或发狂癍，或生毒疽。五积停中，脉因为沮，最不宜于病后。若势进不已，则为可危。五积者，血气痰饮食也。若此得之新病，元气未败，不必深虑。但有如促之脉，或渐见于虚痨垂危之顷，死期可卜。或暴作于惊遑造次之候，气复自愈。脱阴见促，终非吉兆。肿胀见促，不交之否，促脉则亦有死者矣。《脉法》云：左寸见促，心火炎炎；右寸见促，肺鸣咯咯。左关血滞，右关食滞。左尺遗精，右尺热灼。可因部位而断病也。

按：促为阳邪内陷之象。经云：寸口脉中手上击者，曰肩背痛。观“上击”二字，则脉来搏指，热盛于经之义，朗然心目矣。而仲景“太阳例”有下之后脉促胸满者，有下之利遂不止而脉促者，有下之脉促不结胸者，有脉促手足厥冷者。上四条一为表未尽，一为并入阳明，一为邪去欲解，一为转次厥阴，总以促为阳盛，里不服邪之明验。虽证见厥逆，只宜用灸[1]，以通阳，不宜四逆以回阳，明非虚寒之理具见言外，所以温热发斑，瘀血发狂及痰食凝滞，暴怒气逆皆令脉促，设中虚无凝，必无歇止之脉也。

代　　脉

代脉动而中止，不能自还，因而复动，名曰代阴。不似促结之虽见歇止，而复来有力也，代为元气不续之象。经云：代则气衰。在病后见之，未为死候，若气血骤损，元神不续，或七情太过，或颠仆重伤，或风家痛家，脉见止代，只为病脉。伤寒家有心悸脉代者，腹痛心疼有结涩止代不匀者。凡有痛之脉止歇，乃气血阻滞而然，不可以为准则也。若不因病脉见止代，是一脏无气，他脏代之，真危亡之兆也。即因病脉代亦须至数不匀者，犹或可生。若不满数至一代，每次皆如数而止，此必难治。经谓：五十动不一代者，以为常也。以知五脏之期。予之短期者，乍疏乍数也。又云：数动一代者，病在阳之脉也。此则阳气竭尽无余之脉耳。所以或如雀啄，或如屋漏，或如弦绝，皆为代脉见之生理绝

① 灸：原作“炙”，形近而误，径改。

矣。惟妊娠恶阻，呕逆最剧者，恒见代脉。谷入既少，气血尽并于胎息，是以脉气不能接续，然亦二三月时有之，若至四月，胎已成形，当无歇止之脉矣。

疾　脉

疾脉呼吸之间，脉七八至，虽急疾而不实大，不似洪脉之既大且数，却无躁疾之形也。疾脉有阴阳寒热真假之异，如疾而按之益坚，乃亢阳无制，真阴垂绝之候；若疾而按之不鼓，又为阴邪暴虐，虚阳发露之徵。尝考先辈治按，有伤寒面赤目赤烦渴引饮而不能咽，东垣以羌、附、人参，汗之而愈。又伤寒蓄热内盛，阳厥极深，脉疾至七八至已上，人皆误认阴毒，守真以黄连解毒汤治之而安。斯皆证治之明验也。凡温病大热燥渴，初时脉小，至五六日后，脉来躁疾，大颧发赤者死，谓其阴绝也。躁疾皆为火象。《内经》有云：其有躁者，在手言手少阴厥阴二经，俱属于火也。阴毒身如被杖，六脉沉细而疾，灸[1]之不温者，死，谓其阳绝也。然亦有热毒入于阴分而为阴毒者，脉必疾盛有力，不似阴寒之毒，虽疾而弦细乏力也。虚劳喘促声嘶，脉来数疾无伦，名曰行尸。《金匮》谓之厥阳独行，此真阴竭

---

① 灸：原作“炙”，形近而误，径改。

于下，孤阳亢于上也。惟疾而不躁，按之稍缓，方为热证之正脉。《脉法》所谓疾而洪大苦烦满，疾而沉细腹中痛，疾而不大不小，虽困可治，其有大小者难治也。至若脉至如喘，脉至如数，得之暴厥暴惊者，待其气复自平。迨夫脉至浮合，浮合如数一息十至以上，较之六数七疾八极更甚，得非虚阳外越之兆也。

濡脉微细相类

濡脉极软，如水面浮绵，轻诊则得，重按无有。弱脉极软，重按乃得，轻诊无有。《脉学》云：浮脉如绵曰濡，沉脉如绵曰弱，浮而极细如绝曰微，沉而细极不断曰细，又曰轻，诊即见。重按如欲绝者，微也。往来如线而常有者，细也。仲景曰：脉瞥瞥如羹上肥者，阳气微；萦萦如蚕丝细者，阴气衰。此四脉虽形体不一，大较阴阳两亏，病从内得，或失精亡血，或泄汗相湿，或气促心惊，或虚胀消瘅，或筋骨痿痹。老弱久病见之顺，少年春夏见之逆。治法皆宜调营益气，填精补髓，固脾健胃，急施拯救，方得全生。凡诊此脉，须察胃气多少，预示吉凶，庶不召谤。

革牢不同

革脉如按鼓皮，主病为亡血遗精，半产崩漏，胀满中风，感湿诸症。牢脉似沉似伏，大而长，微弦。扁鹊曰：牢而长者，肝也。仲景曰：寒则坚牢，有牢固之象。徐东皋云：沉而有力，动而不移，牢之体也。主病为心腹疼痛，疝㿗癥瘕，为气短息促，为皮肤著肿。是革、牢二脉，固判若天渊也。仲景曰：弦则为寒，芤则为虚，虚寒相搏，此名曰革，男子主亡血失精，女子主半产崩漏。《脉经》曰：三部脉革，长病得之死，卒病得之生。《濒湖》曰：此则芤弦二脉相合，故均主失血之候。诸脉书皆以为牢脉，故或有革无牢，有牢无革，混淆不辨。不知革浮牢沉，革虚牢实，形症皆异也。又牢为元气将绝者凶，牢忌见阴虚失血之病，为虚病见实脉也，不可不辨。

牢实相类

牢脉沉而有力，动而不移，明主阴虚凝固之象也。若实脉，则浮沉皆得大而且长，指下鼓击，息数往来，动而能移，乃主阳盛实热之病。脉体固依稀相似，而主病则已悬甚。均一动也，只争移与不移。此徐东皋独得牢脉之神，识超千古矣。乃阅方书，谓：洁古实脉而投羌、附，此必非实脉，乃牢脉也。不容不细别之。

芤革不同

芤形如慈葱，两旁有，中央空。同父曰：脉行中①，脉以血为形，芤脉中空，脱血之象也。革脉则形按如鼓皮，虽体不同，大抵主病则皆失血亡阴之证。

芤虚散不同

虚脉迟大而软，按之无有，隐指豁豁然空。崔紫虚云：形大力薄，其虚可知，主伤暑怔忡，自汗惊悸，发热阴虚，腹胀，痿痹，遗精，便泄诸症。经曰：血虚脉虚。又曰：气来虚微为不及，病在内。又曰：久病脉虚者死。若芤脉则大如慈葱，与虚脉豁豁然空不同也。所谓散脉者，其形如杨花散漫，去来无定，息数难齐，无统纪，无束约，涣散不收，稍按便四散不聚。主病为溢饮，为血耗，为怔忡，为脱汗，为胻肿。产妇得之生，妊妇得之坠，平人见之死。《难经》曰：散脉独见者危。

① 脉行中：《濒湖脉学》作“营行脉中”。

柳氏曰：曰散为血气俱虚，根本脱离之脉，若两尺见之，魂断归冥。心脉洪大微散，肺脉浮涩微散，独此不妨耳。此散与虚异，而虚又与芤异也。

结代不同

结脉缓而一止，止无常数。代脉动而中止，不能自还，因而复动，止有常数。《脉学》云：数而时止，名为促，缓止须将。结脉呼止不能回，方是代。结生代死是殊涂。然代为气衰，固云死脉。而又宜于风家痛极，孕妇霍乱，是代亦有生者。至结脉虽为阴凝痰结，积聚痈肿，瘕疝诸病，每见脱血。逢此终不免于死者，是又不拘于常数。总之，结脉多生，代脉多死耳。《濒湖》曰：脉一息五至，肺心脾肝肾五脏之气皆足。五十动而一息，合大衍之数①，谓之平脉。反此则止，乃见焉。肾气不能至，则四十动而一息；肝气不能至，则三十动一息。盖一脏之气衰，而他脏之气代至也。滑伯仁曰：若无羸瘦，而脉代者，危脉也。有病而气血乍损，气不能续者，只为病脉。伤寒心悸脉代者，复脉汤主之。妊娠代者，其胎百日。代之生死，不可不辨。旧以数来一止为促，促者为热，为阳极。缓来一止为结，结者为

① 大衍之数：出自《周易·系辞》：“大衍之数五十。”大，大数；衍，演；大衍：指运用大数来演卦。大衍之数，指五十。

寒，为阴极。通为血凝气滞，为食停，为痰结，为积聚，为癥瘕，为七情郁结。浮结为寒邪在经，沉结为积聚在内，此故结促之旧说矣。然以予之验，则促类数也，未必热结类。缓也未必寒，但见中止者，总是结脉，多由血气渐衰，精力不继，所以断而复续，续而后断。常见久病者多有之，虚劳者多有之，或误用攻击消伐者亦有之。但缓而结者为阳虚，数而结者为阴虚，缓者犹可，数者更剧。此可以结之微甚，察元气之消长，最显最切者也。至如留滞郁结等病，本亦此脉之证应，然必其形强气实，而举按有力，此多因郁滞者也。又有无病而一生脉结者，此其气禀之异常，无足怪也。舍此之外，凡病有不退，而渐见脉结者，此必血气衰残，首尾不继之候，速宜培本，不得妄认为留滞。

代脉有二

代为气衰，固止有常度，此死脉也。经又云：黄脉代此，盖指脾脉而应乎四时，遇春得胃气而兼见微弦，遇夏得胃气而兼见微洪，秋而微浮，冬而兼见微石。此乃四时更代之代，而非死脉之代，此代之义，不可不知。

附：小大清浊四脉

大脉者，应指满溢倍于寻常，不似长脉之但长不大，洪脉之既大且数也。大脉有阴阳虚实之异。经云：大则病进。是指实大而言。仲景以大则为虚者，乃盛大少力之谓。然亦有下利脉大者，为未止，是又以积滞未尽而言，非大则为虚之谓也。有六脉俱大者，阴不足，阳有余也。有偏大于左者，邪盛于经也。偏大于右者，热盛于内也。亦有诸脉皆小，中有一部独大也。诸脉皆大，中有一部独小者，便以其部断其病之虚实。且有素禀六阳，或有一手偏旺偏衰者，又不当病论也。凡大而数盛有力，皆为实热。如人迎气大紧以浮者，其病益甚。在外口气微大，名曰平人。其脉大坚以涩者，胀。乳子中风，热。喘鸣肩息者，脉实大而缓则生，急则死。乳子是指产后乳哺子而言，非婴儿也。产后脉宜缓小，最忌实大。今证见喘鸣肩息，为邪气暴逆，又须实大而缓，方与证合。若实大急强，为邪胜正衰，去生还矣。此与乳子而病热，脉弦小，手足温则生似乎相左，而实互相发明也。伤寒热病，谵语烦渴，脉来实大，虽剧可治。得汗后热不止，脉反实大躁疾者死。温病大热不得汗，脉大数急强者死，细小虚涩者亦死。厥阴病下利，脉大者虚，以其强下之也。阴证反大，发热，脉虚大无力，乃脉症之变，内伤元气，不足发热。脉大而虚，为脉证之常。虚劳脉大，为血虚气衰。《金匮》云：男子平人脉大为劳气有余，便是火也。所以瘦人胸中多气而脉大。病久气衰而脉大，总为阴阳离绝之候。孰为大属有余，而可恣行攻伐哉？若脉见乍大乍小，为元神无主随邪气之鼓动，可不慎而慢投汤液耶？

小　　脉

小脉者三部皆小，而指下显然。不似微脉之微弱依稀，细脉之微细如发，弱脉之软弱不前，短脉之首尾不及也。夫脉之小弱，虽为元气不足，若小而按之不衰，久按有力，又为实热固结之象。总由正气不充，不能鼓搏热势于外，所以隐隐略见滑热之状于内也。设小而证见热邪亢盛，则为证脉相反之兆。亦有平人六脉皆阴，或一手偏小者。若因病而脉损小，又当随所见部分而为调适，机用不可不活也。假若小弱见于人迎，胃气衰也。见于气口，脾胃弱也。见于寸口，阳不足也。见于尺内，阴不足也。凡病后脉见小弱，正气虽虚，邪气亦退，故为内愈。设小而兼之以滑实伏匿，得非实热内蕴之徵乎？经云：切其脉口滑小紧以沉者，病益甚在中。又云：温病大热而脉反细小，手足逆者死。乳子而病热脉悬小，手足温则生，寒则死。此条与乳子中风热互发，言脉虽实大，不至急强，脉虽悬小，四肢不逆，可卜胃气之未艾。若脉失冲和，阳竭四末，神丹奚济，非特主产后而言，即妊娠亦不出于是也。婴儿病赤瓣飧泄，脉小手足寒，难已；脉小手足温，泄易已。腹痛脉细小而迟者，易治；坚大而急者，难治。洞泄食不化，脉微小流连者生，坚急者死。谛观诸义，则病脉之逆，从可默悟矣。而显微又言，前大后小，则头痛目眩；前小后大，则胸满短气。即仲景来微去大之变，虚中挟实之指，和盘托出矣。

清　脉

清脉者，轻清缓滑，流利有神。似小弱而非微细之形，不似虚弱之不胜寻按，微脉之软弱依稀，缓脉之阿阿迟纵，弱脉之沉细软弱也。清为气血平调之候，经云：受气者清。平人脉清虚和缓，生无险阻之虞。如左手清虚和缓，定主清贵仁慈。若清虚流利者，有刚决权变也。清虚中有一种弦小坚实，其人必机械峻刻。右清虚和缓，定然富厚安闲。若清虚流利，则富而好礼。清虚中有种枯涩少神，其人虽丰，目下必不适意。寸口清虚，洵为名裔，有主聪慧。尺脉清虚，端获良嗣，亦为寿徵。若寸关俱清，而尺中蹇涩，或偏小偏大，皆主晚景不丰，及艰子嗣。似清虚而按之滑盛者，此清中带浊，外廉内食之应也。若有病而脉清楚，虽剧无害，清虚少神，即宜温补以助真元。若其人脉素清虚，虽有客邪壮热，脉亦不能鼓盛，不可以为证实脉虚而失于攻发也。

浊　　脉

浊脉者，重浊洪盛，腾涌满指，浮沉滑实有力。不似洪脉之按之软阔，实脉之举之减小，滑脉之往来流利，紧脉之转索无常也。浊为禀赋昏浊之象，经云：受谷者浊。平人脉重浊洪盛，垂老不得安闲。如左手脉重浊，实属污下。右手重浊，可卜庸愚。寸口重浊，家世卑微。尺脉重浊，子姓齿莽。若重浊中有种滑利之象，家道富饶。浊而兼蹇涩之状，或偏盛偏衰，不享安康，又主夭枉。似重浊而按之和缓，此浊中兼清，外圆内方之应也。大约力役劳动之人，动辄劳其筋骨，脉之重浊，势所必然。至于市井之徒，拱手曳裾，脉之重浊者，此非天性使然欤。若平素不甚重浊，因病鼓盛者，急宜攻发以开泄其邪。若平昔重浊，因病而得蹇涩之脉，此气血凝滞，痰涎胶固之兆，不当以平昔涩浊论也。

脉如卷之下

七情脉

七情之脉，内伤五志，喜则脉缓，悲则脉紧，忧涩，思结，恐沉，惊动，怒急。七情脉，宜先审而处治。

喜则伤心脉必虚，思则伤脾结中居，因忧伤肺脉必胥，怒气伤肝脉见濡，恐伤于肾脉沉是，缓惊伤胆动相胥，脉紧因悲伤心络，七情气口内因之。

脉来虚散，喜伤心也；结滞，思伤脾也；沉涩，忧伤气也；紧促，悲伤肺也；弦激，怒伤肝也；沉弱，恐伤肾也；动摇，惊伤胆也。此内淫所夺，脉见其情，但当平补者也。

凡此内伤七情之脉浅者，惟气口紧盛而已。深者必审何部相应，何脏传次，何脏相克。克脉胜，而本脏脉脱者，死。噫！七情为患如此，人可不知所自养哉！

六　淫

紧则伤寒肾不移，虚因伤暑向心推。涩缘伤燥烦观肺，细缓伤湿更看脾。浮则伤风肝部应，弱为伤热察心知。外因但把人迎审，细别六淫皆可医。

脉来浮缓则伤风，病在卫。弦紧则伤寒，病在营。虚弱则伤暑，病在气。沉缓则伤湿，病在内。涩则伤燥，病在血。虚数则伤热，病在皮毛。此外邪所干，脉见其情，但当解散者也。

凡此外感六淫之脉，轻者惟人迎紧盛，或各部单见而已，重则各部与人迎相应，其传变与伤寒参看。

不内外因脉

劳神役虑定伤心，虚涩之中仔细寻。劳役阴阳每伤肾，须从脉紧看来因。房帏任意伤心络，微涩之中细忖度。疲剧筋痛要伤肝，仔细思量脉弦弱。饮食饥饱并伤脾，未可轻将一例推。饥者缓弦当别议，若然滑实饱无疑。叫呼伤气须损肺，燥弱脉中岂能避？不内外因乃如是，气口人迎皆无与。气口人迎俱系紧，夹食伤寒兼理治。气口人迎若过盛，内关外格详经义。先贤又恐脉流传，取诸杂症乃全备。

脉来细数弦滑则伤食，短涩实疾则伤食，沉数顶指则冷积。弦数弱大则劳倦极也，微弱伏数则色欲过也，沉伏滞涩抑郁甚也。此正气之所夺，脉见其情，但常调治者也。

凡二十八种脉形，从其部位所见，但与人迎相应者，则为外感；与气口相应者，则为内伤。其病症则与诸脉主病相同。

七独脉

愚按：经云：独小者病，独大者病，独疾者病，独迟者病，独热者病。独寒者病，独陷下者病，此为七独脉。而即七诊之义，谓脉失其常候，非吉兆也。经曰七诊虽见，九候皆从者不死。所言不死者，风气之病及月经之病，似七诊之义而非也，故言不死。释谓：风者，阳病。故偶感于风，而阳分之脉或大或疾。经者，常期也。或适值去血，而阴分之脉或小或迟，或见陷下，此皆似[①]七诊之脉，而实非也，皆不可以言死。但非此而得七诊之脉则凶。经云：若有七诊之病，其脉候亦败者死矣，必发哕噫。此承上文而言风气月经之病，本非七诊之类。若其果系脉息证候之败者，又非不死之比。然其死也，必发哕噫。盖哕出于胃，土气败也。噫出于心，阴邪胜也。可见脉证须要相应，而有胃气，虽难属近死之病，而亦不死。若其脉证俱败，即非诊之病，而又不免于死也。

---

① 似：原作"以"，形近而误，径改。

七独论

按：此“独”字，乃轩岐示人以察病之秘指也。但既云独大，则有独小者矣；既云独小，则有独大者矣；既云独疾，则有独迟者矣；既云独迟，则有独疾者矣；有大有小，有疾有迟，将以何者为病乎？须知以胃气为主。小者和缓，则大者病；大者和缓，则小者病。圆活在人推之，疾迟寒热陷下，莫不皆然，诊家纲领，莫切于此。今撮通一子独论于后学者，细心潜会也。通一子云：脉义之见于诸家者，六经有序也，藏象有位也，三部九候有则也。昭然若此，而临症仍是望洋莫测，患在不得其独耳。兹姑以部位言之，则无不曰心肝肾居左之三部，脾肺命居右之三部，而按部以索脏，按脏以索病，咸谓病无遁情矣。乃索部位者，审之寸，则似病在心肺也；审之关，则似病在肝脾也；审之尺，又似病在两肾也。即无无脉之部，又无无病之脉，而病果安在哉？孰非孰是此难言也。再察其病情，则有如头痛者一证耳，病本在上，两寸其应也。若以经脏言之，则少阳阳明之痛，不应在两关乎？太阳之痛不应在两尺乎？上下无分，此难言也。又如淋遗一证耳，病本在下，尺中所主也。若以气有不摄，病在右寸矣，神有不固，病在左寸矣，流源无辨，此难言矣。诸如此类，百病皆然。使必欲以部位言，则上下相关，有不可泥也。使必欲以经脏言，则承制相移，不可执也，会难尽神，无弗然矣。故善为脉者，贵在察神，不在察形。察形者，形千形万不得其要；察神者，惟一惟精独见其真也。独之为义，有部位之独也，有脏气之独也，有脉体之独也。部位之独者，谓诸部无恙，惟此处稍乖，乖处藏奸，此其独也。脏气之独者，不得以部位为拘也，如见诸洪者，皆是心脉，见诸弦者皆是肝脉，肺之浮，脾之缓，肾之石，五脏之中各有五脉。五脉互见，独乖者病，乖而强者，即本脏之有余，乖而弱者，即本脏之不足，此脏气之独也。脉体之独者，如经所云：独大者病，独小者病①，独疾者病，独迟者病，独热者病，独寒者病，独陷下者病。此脉体之独也。总之三者，独义见矣。夫既谓之独，何以有三，而不知三者之独，亦总归于独大独小，独疾独迟之类，但得其一，而即见病之本矣。经曰：得一之精②，以知生死。此之谓也。

妊娠脉

妇人之脉，以血为本，血旺易胎气旺，难孕。少阴动甚，谓之有子。尺脉滑利，妊娠可喜，身虽有病却无

---

① 独大者病，独小者病：《素问·三部九候论》作“独小者病，独大者病”。语句顺序不同。

② 得一之精：《黄帝内经·素问》顾从德本“精”作“情”。

邪脉，亦为妊子[①]。滑疾不散，胎必三月。但疾不散，五月可别。左疾为男，右疾为女。女腹如箕，男腹如釜。欲产之脉，其至离经，水下乃产，未下勿惊。新产之脉，缓滑吉，实大弦牢，有证则逆。

经期脉

凡妇人脉软如常，虽月经或前或后，或多或少，或一月未来者，亦不成经病。若肾脉微涩与浮，或肝脉沉急，或尺脉滑而断绝不匀，皆经闭不调之候。寸关如常，尺绝不至，或至而弱小者，主小腹肠胃有积，痛上抢心，月水不利。若沉缓而下，虚来多要妨。尺脉微迟为居经，月水三月一下。加以寸关微涩，虽来亦不多，后必不通，堕胎及产多者常有之，谓之血枯。脉浮且紧，少阴见之，疝瘕内隐。至于崩中漏下，少阴脉必浮动。若少阴数滑，气淋阴疮。少阴脉弦，阴痛阳挺。若得革脉，半产漏下，妇人带下。脉浮，恶寒漏下者，不治。新产伤阴，出血不止，尺脉不能上关者，死。若妇人无病，尺脉微弱而涩，少腹冷，恶寒，年少得之为无子，年大得之为绝产。凡妇人有孕，最忌脉弦，后必大下，不成胎也。至若心肝二部脉长而溢上鱼际者，为思

① 妊：原作“任”，音近形近而误，径改。

男不遂。右尺偏旺，而兼肝脉数，火动好色之人。乍浮乍沉，乍疾乍迟，稍带虚散而数，问无别症者，与人期约私会也。

反关脉

病人平素无正取脉，覆手取之，此反关脉也，诊断与正取同。书云：左手反关者贵，右手反关者富。此其赋自先天而然，非病脉也。若平素有病，因病而反者，阴阳错乱也，宜和其阴阳。若得恶脉，更覆手取之，若与正取同，此元气衰微，必难治。更有覆正俱无脉，细寻却在手臂鼠肉之上者，亦反关之类也。但此脉已无常，似难凭脉，必须察病证何如，元气何如。形强症轻，不妨施治。若病症凶恶，元气不支，势必难疗，必合四诊，方为万全也。

六绝脉

冲阳绝，死不治。足阳明胃经脉在足大指，彼陷中有动脉应指是也。尺泽绝，死不治。手太阳肺经脉在手臂曲纹，陷中有动应指是也。天府绝，死不治。手太阴肺经脉在手臂内肩髃下，有动脉应指是也。太冲脉绝，死不治。足厥阴肝经脉在足内大指后二寸，动脉应指是也。神门绝，死不治。手少阴心经脉在掌内侧，有动脉应指是也。太谿[1]脉绝，死不治。足少阴肾经脉在足内踝骨下，有动脉应指是也。

阴阳乘伏论

问曰：脉有阴阳，何谓也？答曰：凡脉浮大数动滑，此名为阳也；沉涩弱弦微，此名为阴也。阴病见阳脉者生，阳病见阴脉者死。又曰：诸阳浮数为乘腑，诸阴迟涩为乘脏。《九难》曰：数者腑也，迟者脏也；数则为热，迟则为寒；诸阳为热，诸阴为寒。故以别知脏腑之病也。愚谓脉之阳阴，非止一端。浮数实大洪长紧促动九脉，为阳；沉迟虚涩短微，濡缓细弱，结代伏散十四脉，为阴；滑革芤弦四脉，为阴中阴，牢为阴中阳。寸部得阳脉，阳中之阳也，又谓之重阳。尺部得阴脉，阴中之阴也，又谓之重阴。寸部得阴脉，为阳中之阴，阴乘阳也，又谓之伏阴。尺部得阳脉，为阴中之阳，阳乘阴也，又谓之伏阳。以理推之，谓之乘阳乘阴则可，谓之重阳重阴则不可，即寸阳寸阴，亦病之常事。若一人病而得寸阳尺阴，亦谓之重阳重阴乎？无是理也。故必尺寸皆阳，故谓之重阳，尺寸皆阴，故谓之

① 谿：原作“豁”，形似而误，径改。

重阴，方见的当。所以尺绝为脱阴，寸绝为脱阳，尺寸俱绝为脱阳脱阴。吴崑又以浮取无脉为脱阳，沉取无脉为脱阴，浮沉俱无为脱阴脱阳，亦即此义。更有要者，诊脉之道，不问脉之浮沉大小，总以有力无力分虚实，有神无神定生死，有力有神阳也，无力无神既为阴矣。学者当识此意，方无谬妄。愚又为之推广曰：浮而细者即为阴矣，浮而大者为阳，细而数者阴中之阳，大而迟者为阳中之阴，沉微、沉迟、沉涩、沉弱，为阴中之阴，浮大、浮洪，为阳中之阳。是有变化在人矣。《难经》曰：浮之损小，沉之实大。曰：阴盛阳衰。沉之损小，浮之实大。曰：阳盛阴衰。如数居左寸热也，沉则心热，浮则绝络热。迟居左尺寒也，沉则肾寒，浮则膀胱寒。此以浮沉分阴阳也。来疾去徐为上实下虚，来徐去疾为上虚下实，此以去来分阴阳也。关前为阳之动脉，法当九分而浮。关后为阴之动脉，法当一分而沉。此又以部位分阴阳也。此阴阳之大法也。

无脉候

无脉之候，所因不一。久病无脉，气绝者死。暴病无脉，气郁可治。伤寒痛风，痰积经闭，忧惊折伤，关格吐利，气运不应，斯皆勿忌。

胜负扶抑论

概论不胜春弦，涩欺涩弦气少。病作秋时，无弦。春病，无气死。推，更有兼其所胜。春弦而缓相持，气多为平，气少长夏为病。无弦春病，无气可知死期。春弦钩扶易愈，春弦滑抑退迟，胜负扶抑，例举可知。

脉从病反

经曰：脉从而病反，其诊何如？曰：脉至而从，按之不鼓，诸阳皆然。脉至而从者，阳症见阳脉也。然使按之无力，不能鼓指，则脉虽浮大，便非阳症，不可作热治。凡诸脉之似阳非阳者，皆然也。曰：诸阴之反，其脉何如？曰：脉至而从，按之鼓甚，盛也。阴症阴脉从矣，然鼓指有力，亦非阴症。凡脉从阴阳，病易已。谓阳症得阳脉，阴症得阴脉也。若逆阴阳，病难已。

脉症相反

脉症似反非反，因之而变，无伤。极实而有羸状，寒湿痓，脉沉细。极虚而有盛候，脉虚大而无常。病虚脉细，因服寒凉而有搏指。阴虚出汗，误服参、芪而脉强。伤寒粪秘脉迟，胃实宜下，痛风兼秘何妨？

禀常各异脉论

人之禀质，各有不同，而脉应之。如血气盛则脉盛，血气衰则脉衰；血气热则脉数，血气寒则脉迟；血气微则脉弱，血气平则脉和；长人脉长，短人脉短；性急人脉急，性缓人脉缓；肥人脉沉，瘦人脉浮；寡妇室女脉濡弱，婴儿稚子脉急数；老人脉弱，壮人脉旺；男人寸旺尺弱，女子尺旺寸弱。又有六脉小细同等，谓之六阴。洪大同等，谓之六阳。至于酒后之脉数大，饭后之脉洪缓，久饥脉空，远行脉疾，临诊者皆当详察。

又无病之人，左手弱，右手强，是血虚；右弱左强，是气虚；左右俱弱，是血气两虚。有病之人，左大右小是外感，右大左小是内伤。男子尺脉虚数，而寸脉浮微为痨；女子寸脉虚数，而尺脉沉微为痨。男子久病，右手强则生，弱则死；女子久病，左脉强则生，弱则死。凡邪盛脉大，医能使之小，正虚脉小，医能使之大，皆效也。西池先生曰：浮沉有得之禀赋者，趾高气扬脉多浮，镇静沉潜脉多沉。又肥人脉沉，瘦人脉浮也。有变于时令者，春夏气升则脉浮，秋冬气降则脉沉也。有因病而致者，病在上在表在腑，则脉浮；在下在里在脏，则脉沉也。推之，迟数滑涩，大小长短，虚实紧缓，莫不皆然。性紧躁[1]者脉多数，性宽缓者脉多迟，此得之禀赋也。晴燠[2]则脉躁，阴寒则脉静，此变于时令也。至于应病亦如之矣。富贵则脉流畅，贫贱则脉涩滞，此禀赋也。肝脉属春则微滑，肺脉属秋则微涩，此时令也。至于应病，则主乎气血之通塞耳。筋现则脉长，筋隐则脉短，亦禀赋也。春长秋短，此时令也。邪气长则长，正气短则短，亦因病而变也。六阴六阳大小，得之禀赋也。时当生长则脉大，时当收敛则脉小，此时令也。邪有余则脉大，正不足则脉小也，此应病也。肉坚实者脉多实，虚抛者脉多虚，此虚实得之禀赋也。春夏发泄，虽大而有虚象，秋冬敛藏，虽小而有实形，此变于时令也。若因病而异，则大而实小而虚者，可验正邪之主病；大而虚小而实者，可验阴阳之偏枯。至于紧缓得于生成者，皮肤绷急者，脉多紧，宽松者脉多缓也。变于时令者，天气严凝，则筋脉收引；天气暄热，而筋脉弛纵也。有因病而见者，或外感风寒，或内伤生冷，寒胜故脉收引而紧急有力；或热或温，筋脉纵弛，故软弱无力也。

① 躁：原作“燥”，音近而讹，径改。
② 晴燠：燠（yù），暖和。晴燠，指晴朗、暖和。

色脉生克论

经言：见其色而不得其脉，反得相胜之脉者①，死②。得相生之脉者③，病即自已④。色之与脉，当参相应者，色青其脉当弦而急，色赤其脉当浮大而散，色黄其脉当中缓而大，色白其脉当浮而短，色黑其脉当沉濡而滑，此色之与脉，当参相应也。色青其脉浮涩而短，为肺金克肝木，脉胜色也。大而缓，为肝木克脾土，色胜脉也。浮大而散，为肝木生心火，色生脉也。小而滑，为肾水生肝木，脉生色也。

色赤而脉沉小而滑，为肾水克心火，脉胜色也。浮涩而短，心火克肺金，色胜脉也。中缓而大，为心火生脾土，色生脉也。弦而急，肝木生心火，脉生色也。

色黄其脉弦而急，肝木克脾土，脉胜色也。沉濡而滑，脾土克肾水，色胜脉也。浮涩而短，脾土生肺金，色生脉也。浮大而散，心火生脾土，脉生色也。

---

① 反得相胜之脉者：《灵枢·邪气脏腑病形》作“反得其相胜之脉”。

② 死：《灵枢·邪气脏腑病形》作“则死矣”。

③ 得相生之脉者：《灵枢·邪气脏腑病形》作“得其相生之脉”。

④ 病即自已：《灵枢·邪气脏腑病形》作“则病已矣”。

色白其脉浮大而散，心火克肺金，脉胜色也。弦而急，肺金克肝木，色胜脉也。若沉小而滑，肺金生肾水，色生脉也。中缓而大，脾土生肺金，脉生色也。

色黑其脉中缓而大，脾土克肾水，脉胜色也。浮大而散，肾水克心火，色胜脉也。若弦而急，肾水生肝木，色生脉也。浮涩而短，肺金生肾水，脉生色也。此色脉之相生相胜，可以验生死者也。然犹有要焉，色克脉者，其死速；脉克色者，其死迟；色生脉者，其愈速；脉生色者，其愈迟。故曰：能合色脉，可万全。

新久宜忌

经曰：脉小而涩①，是为久病；脉浮以滑②，谓之新病。暴病，脉浮洪数实者顺；久病，脉来微缓软弱者顺。反此者逆。久病忌数脉。暴病而见形脱脉脱者，死。外感之脉多有余，忌见阴脉；内伤之脉多不足，忌见阳脉。此大法也。

① 脉小而涩：《素问·平人气象论》作“脉小弱以涩”。
② 脉浮以滑：《素问·平人气象论》作“脉浮滑而急者”。

从舍论

治病之法，有舍证从脉者，有舍脉从证者，何也？盖有阳证见阴脉，阴证见阳脉，有证虚脉实，脉虚证实者，此阴彼阳，此实彼虚，须细辨之。大都证实脉虚，必假实证也；脉实证虚，必假实脉也。夫外虽烦热，而脉见微弱者，必火虚也。腹虽胀满，而脉见微弱，必胃虚也。此宜从脉不从证也。有本无烦热，而脉见洪数，非火邪也；本无胀滞，而脉见弦强，非内实也。此宜从证不从脉也。虽真实假虚，非曰必无，但轻者可从证，重者必从脉，方为切当。

脉病异同

凡人有病同而脉异者，如六淫七情，八风九气，一时之病，大率相似，而所见之证亦多相类。但人禀有旺衰之不同，且有内戕神志，外役形体，种种悬殊脉象，岂能如一？如失血证有脉浮大，而芤者有小弱而数者，伤胃及脏之不同也。气虚证脉有气口虚大而涩者，有气口细小而弱者，劳伤与脱泄之不同也。至于病异而脉同者，内伤夹外感，阳症夹阴证，虚中有实结，新邪夹旧邪，表里交错，为患不一，而脉之所现不离阴阳虚实之机。其细微见证，安得尽显于指下哉？如太阳中风与瘫痪不仁，脉皆浮缓，一为暴感之邪，一为久虚之病。又虚劳骨蒸，病疟寒热，关尺皆弦紧，一为肾脏阳虚，一为少阳邪盛。又如上鱼际脉，遗尿有此脉，逆气喘息亦有此脉。又曰：脉紧而长过寸口者注病，女人欲男不遂，亦有此脉。使非参以脉证，必遇长桑君，饮以上池水，乃能视垣一方之人也。

大肉脱去，九候虽调者死

此示人以脉合形也。脾属土，为万物之母。脾主肌肉，大肉脱去，则脾败于内，根本绝矣。故九候虽调，犹不免死，况不调乎？常见久病及虚损，形肉俱脱，脉来虽似和缓，方多不治。盖迁延日久，客病无矣，元阳亏极，火气微矣，虽无六淫攻袭之苦，然血气断难恢复，几稀一线牵带未完。故脉疾徐得次，虽似和缓，实无神也。经曰：大肉脱去[1]，九候虽调者死[2]。正此谓也。

① 大肉脱去：《素问·三部九候论》作“形肉已脱”。

② 九候虽调者死：《素问·三部九候论》作“九候虽调，犹死。”

七诊虽见，九候皆从者不死

此又示人以脉理变通，不可一途而取也。七脉皆恶脉，今论其不死者，如六甲之旺脉，似七诊而非七诊也。又如司天脉不应，乃气运之天和脉而非七诊也，从者谓顺四时五行而为之迁变，又安得谓之死哉？通隐子又以风病及月经病似七诊而非七诊，故不死。载在七独脉内参阅之，可以定脉理之变通矣。

死　脉

《玉机真脏篇》曰：五脏受气于其所生，传之于其所胜。气舍于其所生，死于所不胜。病之且死，必先传行至其所不胜，乃死[1]。此气之逆行也[2]，故死。肝受气于心，传之于脾，气舍于肾，至肺乃死[3]。心受气于脾，传之于肺，气舍于肝，至肾而死。脾受气于肺，传之于肾，气舍于心，至肝而死。肺受气于肾，传之于肝，气

① 乃死：《素问·玉机真脏论》作“病乃死”。

② 此气之逆行也：《素问·玉机真脏论》作“此言气之逆行也”。

③ 至肺乃死：《素问·玉机真脏论》作“至肺而死”。

舍于脾，至心乃死[①]。肾受气于肝，传之于心，气舍于肺，至脾乃死[②]。此皆逆死也。一日一夜五分之，所以占生死之早暮也。大骨枯槁肾败，大肉陷下脾败，胸中气满，喘息不便，内痛引肩项，期一月死。真脏见，乃予之期日克贼之日。大骨枯槁，大肉陷下，胸中气满，喘息不便，内痛引肩项，身热，脱肉破䐃阴气去，真脏见，十日之内死。大骨枯槁，大肉陷下，肩髓内消，动作益衰败竭已兆，真脏未见，期一岁死。大骨枯槁，大肉陷下，胸中气满，心中不便，肩项身热，破䐃肉脱，目眶陷精脱，真脏见，目不见人气已去，立死。其见人者，至于其所不胜之时死。急虚，身中卒至，五脏绝闭，脉道不通，气不往来，譬于堕弱，不可为期。其脉绝不来，若人一息五六至藏气绝而命尽，其形肉不脱。真脏虽不见，犹死也。三部九候皆相失者死。上下左右之脉相应，如参阳极之脉舂者病甚。上下左右之脉相失，不可数者以至数言死。申部之候于脉虽独调，众脏头手脉相失者死。中部之候相减者藏于土，死。目眶内陷者肾精脱，死。肉脱脾败身不去者肾败，死。乍数乍疏者气脉数，死。真脏脉见，胜者死。形气相得者生，三五不调者病。形肉已脱，九候虽调犹死。脉无胃曰逆，逆则死。肝见庚辛死，心见壬癸死，肺见丙丁死，肾见戊已死，脾见甲乙死，浑浑革坚硬至如涌泉在序，病进而色弊，绵绵其去

① 至心而死：《素问·玉机真脏论》为“至心而死”。
② 至肾乃死：《素问·玉机真脏论》为“至肾而死”。

如悬绝者死。脉忽来忽去，暂止复来者死。脉中侈者死，脉分绝者死。三部脉如釜中汤沸，朝得暮死。九候之脉皆沉细悬绝者阴尽而死为阴，主冬，故以夜半日之冬死。盛躁喘数者阳极必死为阳，主夏，故以日中一日之夏死。寒热病者，以平旦二日之春死。热中及热病者，以日中以阳助阳死。风病者，以日夕一日之秋，以金而死死。木病者邪盛而死以夜半死。其脉乍数乍疏乍迟乍疾中气无主，四季五行天地辰戌丑未是也，日乘四季者死。脉浮而滑，身汗如油，喘急不休，水浆不入，身体不仁，乍静乍喘者，死。汗出，发润，喘而不休，肺气绝，死。阳病独留，体如烟熏，直视摇头，口不能言，心先绝也。唇吻青，四肢濈濈汗出，肝先绝也。环口①黎②黑，虚汗发黄，脾先绝也。身热喘粗，见阴多躁，或目眶深陷，瞳不转移，戴阳上视，肾绝也。皆死。头目痛，卒视无见者死。三部脉紧，盛大汗出，不死者死。阴阳尺寸俱虚者，死。温病汗不出，出不至足者，死。温病穰穰大热，脉细小者，死。咳而形脱发热，脉坚急者，死。皮肉着骨者血液尽，死。发直如麻者，死。口臭不可近者，死。舌卷卵缩者，死。目不回直视，一日死。阴结阳绝，目精脱，恍惚者死。面无光，齿跟黑者，死。热病七八日，当汗不得汗，脉绝者死。遗尿不知者，死。口如鱼口不能闭，而气出多不入者，死。肛如竹筒，大便

---

① 口：原作日，形近而误，径改。

② 黎：原作“犁”，音近而讹，径改。

不禁及不知者，死。病人卧有一边，不宁者，死。吐痰如蟹沫者，死。面肿色苍黑者，死。表里俱病者死，在伤寒则为两感。病已汗，身体不凉加喘泻者，死。病久妄言及不能言者，不治。热病者，可治。病人阴阳俱绝，撮空摸衣者，死。汗出不流，舌卷黑者，死。发与肩冲起者，死。病人爪甲青者，死。病人爪甲黑者，不治。病人脉绝，口张足肿者，五日死。病人足趺上肿，两膝大如斗者，十日死。病人阴囊及茎肿者，死。病人爪甲及肉黑者，八日死。病人卧难着枕，气升如喘者，死。病人每日夜小便十数次而滴沥者，死。病人形气俱虚，安谷者过期而死，不安谷者不及期而死。

死里逃生脉

寸关无脉已昏沉，脚面犹兼尺脉存。此理恰如枝叶悴，尚余生意在其根。尺中弱甚已无根，脾肾于今脉尚存。大府色黄犹进食，斯人终不到黄泉。

脉症顺逆

脉有阴阳虚实之不同，而病实应焉。脉病形症相应而不相反，万举而万全，少有乖张，良工不能施其巧矣。故脉之于病，有宜有不宜，可医不可以不辨也。左有病则右痛，右有病则左痛，上病下痛，下病上痛，此为逆，死不可治。如伤寒未得汗，脉浮大为阳，易已；沉小为阴，难已。伤寒已得汗，脉沉小安静为顺，浮大躁疾者逆。然多有发热头痛而足冷阳缩，尺中迟弱，可用建中和之者。亦有得汗不解，脉浮而大，心下反硬，合用承气攻之者。更有阴尽复阳，厥愈足温而脉续浮者，苟非深入南阳之室，恶能及此？迨夫温病热病，热邪亢盛难同，绝无浮紧之脉。观《内经》所云：热病已得汗而脉尚盛躁，此阴脉之极也，死。其得汗而脉静者，生。热病，脉尚盛躁而不得汗者，此阳脉之极也，死。脉盛躁得汗，静者生。他如温病穰穰大热，脉数盛者生，细小者死。热病汗下后，脉不衰反躁疾，名阴阳交者，死。历参温热诸病，总以数盛有力为顺，细无力为逆，得汗后脉不衰反盛躁，犹逆也。至于时行疫疠，天行大头，咸以脉数盛滑利为顺，沉细虚涩为逆。然湿土之邪内伏，每多左手弦小，右手数盛者，总以辛凉内夺多顺，辛热外散为逆。当知温热时发，皆热邪内蕴而疫，若与表散，如炉冶得鼓铸之力耳。然疫疠虽多，人迎不振，设加之以下利足冷，又未可轻许以治也。故昔人有阴阳俱紧，头痛身热而下利足冷者，死。谓其下虚也。至若温毒发斑，谵语发狂等症，总以脉实便闳为可治，脉虚便滑者难治。若班色紫黑，如果实靥虽便闳能食，便通即随之而逝矣。其狂妄躁渴，昏不知人，下后加呃逆者，此阳去入阴，终不可救。卒中风口噤，脉缓弱为顺，急实大数者逆。中风不仁，痿躄不遂，脉虚濡缓为顺，坚急疾者逆。中风遗尿盗汗，脉缓弱为顺，数盛者逆。中风便溺阻涩，脉滑实为顺，虚涩者逆。中寒卒倒，脉沉伏为顺，虚大者逆。中暑，自汗喘乏，腹满遗尿，脉虚弱为顺，躁疾者逆。暑风卒倒，脉微弱为顺，散大者逆。大抵卒中天地之气，无论中暑中风中寒中暍，总以细小流通为顺，数大实坚为逆，散大涩艰尤非所宜。不独六淫为然，即气厥痰厥食痰蛔厥，不外乎此。盖卒中暴厥，皆真阳素亏，故脉皆宜小弱，不宜数盛。中恶腹满，则宜紧细微滑，不宜虚大急数。中百药毒，则宜浮大数疾，不宜微细虚涩。详中风中暑一切暴中，俱有喘乏遗尿，如中风中寒，则为肾气之绝。中暑中暍，则为热伤气化痰食等厥，又为气道壅遏所致。死生顺逆悬殊，可不辨而混治乎？凡内伤劳倦气已虚，大者为气虚，弦细或涩者为血虚。若躁疾虚坚，搏大汗出发热，不止者，死。以里虚不宜，复见表气间泄也。内伤饮食，脉来滑盛有力者，为宿食停胃。涩伏糊模①者，为寒冷伤脾，非温消不能克应。霍乱脉伏，为冷食停滞，胃气不行，不可便断为逆，搏大者逆。既吐且利，不宜复见实大也。霍乱止而脉代，为元气暴虚不能接续，不可便断为逆，厥冷迟微者逆。阳气本虚，加以暴脱，非温补不能救。疗噎膈呕吐，脉浮滑大便润者，顺。痰气阻逆，胃气未艾也。弦数紧涩，涎如鸡清，大

① 模：原作“糢”，形近而误，径改。

便燥结者，逆。气血枯竭，痰火菀结也。腹胀，关部浮大有力为顺，虚小无神者逆。水肿，脉浮大软弱为顺，涩细虚小者逆。又沉细滑利者，虽危可治，虚小散涩者不治。鼓胀，滑实流利为顺，虚微短涩者逆。肿胀之脉，虽有浮沉之不同，总以软滑为顺，短涩为逆。咳嗽，浮软滑利者易已，细数坚者难已。久嗽缓弱为顺，弦急实大者逆。劳嗽骨蒸，虚小缓弱为顺，坚大涩数者逆，弦细数疾者尤逆。上气喘嗽，脉虚宁宁伏匿为顺，坚强搏指者逆，加泻尤甚。上气喘息低昂，脉浮滑手足温为顺，脉短涩，四肢寒者逆。上气脉数者死，谓其形损故也。历陈上气喘嗽诸例，皆以软弱缓滑为顺，涩数坚大者逆。盖缓滑为胃气尚存，坚涩则胃气告匮之脉也。肺痿，脉虚数为顺，短涩者逆，数大实者亦不易治。肺痈初起，微数为顺，洪大为逆。已溃，缓滑为顺，短涩者逆。气病而见短涩之脉，气血交败，安可望其生乎？吐血衄血下血，芤而小弱为顺，弦急实大者逆。汗出若衄，沉滑细小为顺，实大坚疾者逆。吐血沉小者顺，坚强者逆。吐血而咳逆上气，芤软为顺，细数者逆，弦劲者亦为不治。阴血既亡，阳无所附，故脉来芤软。若细数，则阴虚大炎，加以身热不得卧，不久必死。弦劲为胃气之竭，亦无生理。蓄血脉弦大可攻为顺，沉涩者逆。从高顿仆，内有血积腹胀满，脉坚强可攻为顺，小弱者逆。金疮出血太多，虚微细小为顺，数盛急实者逆。破伤发热头痛，浮大滑为顺，沉小涩者逆。肠澼下白沫，脉沉则生，脉浮则死。肠澼下脓血，沉小流连者生，数疾坚大身热者死。久利沉细和滑为顺，浮大弦急者逆，虽沉细小弱按之无神者不治。肠澼下利，《内经》虽言脉浮身热者死。然初病而兼表邪，常有发热脉浮，可用建中而愈者，非利久虚阳发露，反见脉浮身热，口噤不食之比。泄泻脉微小为顺，急疾大数者逆。肠澼泄泻为肠胃受病，不当复见疾大数坚之脉也。小便淋闷，脉滑疾者易已，涩小者难已。消瘅，脉实大病久可治，脉悬小坚，病久不可治。消渴脉数大软滑为顺，细小短浮者逆。又沉小滑为顺，实大坚者逆。头痛目痛，卒视无所见者死，清阳失守，邪火潜逆于上也。其脉浮滑，为风痰上盛，可治。短涩为血虚火逆，不治。心腹痛，痛不得息，脉沉细迟小为顺，弦长坚实者逆。癥瘕，脉沉实者可治，虚弱者死。疝瘕，脉弦者生，虚疾者死。心腹积聚，脉实强和滑为顺，虚弱沉涩者逆。癫疾，脉搏大滑久自已，小坚急不治。又癫疾，脉虚滑为顺，涩小者逆。狂疾，脉实大为顺，沉涩者逆。痿痹，脉虚涩为顺，紧急者逆。䘌蚀阴肛，虚小为顺，坚急者逆。痈疽初起，脉微数缓滑为顺，沉涩坚劲者逆。未溃洪大为顺，虚涩者逆。溃后虚迟为顺，数实者逆。肠痈，软滑微数为顺，沉细虚涩者逆。病疮，脉弦强小急，腰脊强，瘈疭，皆不可治。溃后被风，多此痉病，脉浮弦为阳，沉紧为阴。若牢细紧劲，搏指者不治。妊娠宜和滑流利，忌虚涩不调。临月脉宜滑数，离经忌虚迟小弱，牢革尤非所宜。新产脉宜缓弱，忌弦紧。带下脉宜小弱，忌急疾。崩漏脉宜微弱，忌实大。

乳子而病热，脉悬小，手足温则生，寒则死。凡崩漏胎产久病，脉以迟小缓滑为顺，急疾大数者逆。痿痹紧急，或中病脉坚，外病脉涩，汗出脉盛，虚劳必数，风家脾缓，人瘦脉大而喘，形盛脉微短气，更有伤寒厥利而脉不至。脉微厥冷烦躁，脉迟而反消食，与夫人短脉长，人滑脉涩，人涩脉滑，皆死脉也。以上诸例如采经论，或摭名言，咸以病脉相符为顺，病脉相反为逆，举此为例，余可类推。颖悟之士，自能闻一知十，无烦予之屑屑也。

七怪死脉

雀啄连来三五啄，屋漏半日一点落，鱼翔似有又如无，虾游静中跳一跃，弹石硬来寻即散，搭指散乱为解索，寄语医家仔细看，六脉一见休下药。

诊家三要

诊脉之要有三：曰举，曰按，曰寻。轻手得之曰举，重手取之曰按，不轻不重，委曲求之曰寻。初持脉轻手候之，脉见皮毛之间者，阳也，腑也，亦心肺之应也。重手按之，伏于肉下者，阴也，脏也，亦肝肾之应也。不轻不重而取之，其脉应乎血肉之间者，阴阳相适，中和之应，脾胃之候也。若浮中沉之不见，则委曲而求之，若隐若见，则阴阳伏隐之脉也，六部皆然。

察脉六法

上下去来至止，六字为脉，中之神机也。不明六字，则虚实阴阳不别也。上者为阳，来者为阳，至者为阳。下者为阴，去者为阴，止者为阴。上者自尺部上于寸口，阳生于阴也。下者自寸口下于尺部，阴生于阳也。来者自骨肉之分而出皮毛之际，气之升也。去者自皮肤之际而还于骨肉之分，气之降也。应曰至，息曰止。

表里虚实

表里虚实，四字脉之纲也。表，阳也，腑也。凡六淫之气，袭于经络而来，入于胃腑及脏，皆表也。里，阴者脏也。凡七情之气，郁于心肺之间，不能越散，饮食五味之伤，留于脏腑之间，不能消泄，皆属于里也。虚者，元气之自虚，精神耗散，气力衰竭也。

实者，贼邪之气实，由正气之本虚，邪得乘之，非元气之自实也。故虚者补元气，实者泻邪气。《内经》所谓：邪气盛则实，精气夺则虚。此大法也。

天和脉

天和脉只论三阴，南天高兮北泉深。太阴专主右尺寸，厥阴尺寸左边沉。少阴尺寸两不应，相交相反死相临。天和乃平脉也，诸阳为浮，诸阴为沉，故不言三阳。司天在泉，南政以天道言。甲己二岁，论脉则寸在南，则尺在北。三阴司天，则两寸不应。太阴司天，右寸不应。少阴司天，两寸不应。厥阴司天，左寸不应。三阴在泉，则两尺不应。太阴在泉，右尺不应。少阴在泉，两尺不应。厥阴在泉，左尺不应。北政以地道言，乙丙丁戊庚辛壬癸之岁，论脉则寸在北而尺在南。三阴司天，则两尺不应。太阴司天，右尺不应。少阴司天，两尺不应。厥阴司天，左尺不应。三阴在泉，则两寸不应。太阴在泉，右寸不应。少阴在泉，两寸不应。厥阴在泉，左寸不应。不应者，皆为沉脉也。

《绀珠经》曰：五行君火不用事，故南政少阴司天，君火在上，两寸不应。司泉君火在下，则两尺不应。厥阴司天，君火在左，故左寸不应，司泉则左尺不应。太阴司天，君火在右，故右寸不应，司泉则右尺不应。北政少阴司天，君火在上，则两尺不应。司泉君火在下，则两寸不应。厥阴司天，君火在左，故左尺不应，司泉则左寸不应。太阴司天，君火在右，故右寸不应，司泉则右尺不应。凡不应者，谓脉沉而细不应于手也，反之则沉为浮，细为大也。岁当君火在寸，而沉反见于尺。岁当君火在尺，而沉反应于寸。经曰：尺寸反者死。岁当君火在左，而沉反见于右。岁当君火在右，而沉反见于左。经曰：阴阳交者，死。又曰：学诊之士，必先岁气，良有以哉。李南丰云：此与仲景丹溪所说不同，然所论深得《素问》君火以退之旨，故从之。何西池曰：《内经》谓少阴所在，其脉不应。历验不然，此伪说也，不必为其所惑。

《素问》六十年运气治病之纪

壬辰壬戌岁，上太阴寒水司天，中木运太，下太阴在泉，其化上苦温，中酸和，下甘温，药食宜也，主病眩掉瞑。

戊辰戊戌岁，上太阳司天，中火运太，下太阴在泉，其化上苦温，中甘和温，药食宜也，主病热郁。

甲辰甲戌岁，上太阳司天，中土运太，下太阴在泉，其化上苦热中苦温下苦温，药食宜也，主病湿下重。

庚辰庚戌岁，上太阳司天，中金运太，下太阴在泉，其化上苦热，中辛苦，下甘热，药食宜也，主病燥闷满。

丙辰丙戌岁，上太阳司天，中水运太，下太阴在泉，其化上苦热，中咸温，下甘热，药食宜也，主病大寒。

凡此皆太阳司天之政气，化运行先天，此下总结：辰戌年太阳司天，六气之化也。凡子寅辰午申戌六阳年，皆为太过。丑亥酉未巳卯六阴年，皆为不及。太过之气，先天时而至，故其所生长收藏，气化运行皆早。不及之气，常后天时而至，故其气化运行皆迟。如《气[①]交变大论》曰：太过者，先天；不及者，后天。本篇后文曰：运太过则其至先，运不及则其至后，皆此义也。

丁卯丁酉岁，上阳明司天，中木运少，下少阴在泉，其化上苦小温，中辛和，下咸寒，药食宜也，主灾三宫[②]。

癸卯癸酉岁，上阳明司天，中火运少，下少阴在泉，其化上苦小温，中咸温，下咸寒，药食宜也，主灾九宫[③]。

己卯己酉岁，上阳明司天，中土运少，下少阴在泉，其化上苦小温，中甘和，下咸寒，药食宜也，主灾五宫[④]。

乙卯乙酉岁，上阳明司天，中金运少，下少阴在泉，其化上苦小温，中苦和，下咸寒，药食宜也，主灾七

---

① 气：原无，据《黄帝内经·素问》补。

② 三宫：东方震宫

③ 九宫：南方离宫。

④ 五宫：指中央位。

宫[①]。

辛卯辛酉岁，上阳明司天，中水运少，下少阴在泉，其化上苦小温，中苦和，下咸寒，药食宜也，主灾一宫[②]。

凡此阳明司天之政，气行运行后天，此总言。卯酉年，阳明司天，六气之化也，凡此卯酉十年岁气不足，故气化运行后天。

壬寅壬辛岁，上少阳司天，中木运太，下厥阴在泉，其化上咸寒，中咸和，下辛凉，药食宜也，病掉眩支胁惊骇。

戊寅戊申岁，上太阳司天，中火运太，下厥阴在泉，其化上咸寒，中甘和，下辛凉，药食宜也，病上热郁血溢泻心痛。

甲寅甲申岁，上少阳司天，中土运太，下厥阴在泉，其化上咸寒，中咸和，下辛凉，药食宜也，病体重胕肿痞饮。

庚寅庚申岁，上少阳司天，中金运太，下厥阴在泉，其化上咸寒，中辛温，下辛凉，药食宜也，病肩背胸中。

丙寅丙申岁，上少阳司天，中水运太，下厥阴在泉，其化上咸寒，中咸温，下辛温，药食宜也，病寒浮肿。

① 七宫：西方兑宫。

② 一宫：北方坎宫。

凡此少阳司天之政气化运行先天

丁丑丁未岁，上太阴湿土司天，中木运少，下太阳在泉，其化上苦温，中辛温，下甘热，药食宜也，主灾三宫。

癸丑癸未岁，上太阴司天，中火运少，下太阳在泉，其化上苦温，中咸温，下甘热，药食宜也，主灾九宫。

己丑己未岁，上太阴司天，中土运少，下太阳在泉，其化上苦热，中甘和，下甘热，药食宜也，主灾五宫。

乙丑乙未岁，上太阴司天，中金运少，下太阳在泉，其化上苦热，中酸和，下甘热，药食宜也，主灾七宫。

辛丑辛未岁，上太阴司天，中水运少，下太阳在泉，其化上苦热，中苦和，下苦热，药食宜也，主灾一宫。

凡此少阴司天之政气化运行后天

壬子壬午岁，上少阴君火司天，中木运太，下阳明金在泉，其化上咸寒，中酸凉，下酸温，药食宜也，主病支满。

戊子戊午岁，上少阴司天，中火运太，下阳明在泉，其化上咸寒，中甘寒，下咸温，药食宜也，主病血溢上热。

甲子甲午岁，上少阴司天，中土运太，下阳明在泉，其化上咸寒，中苦热，下酸热，药食宜也，病中满身重。

庚子庚午岁，上少阴司天，中金运太，下阳明在泉，其化上咸寒，中辛温，下咸温，药食宜也，主病下清。

丙子丙午岁，上少阴司天，中水运太，下阳明在泉，其化上咸寒，中咸热，下咸温，药食宜也，病主寒下。

凡此少阴司天之政气化运行先天木，火

丁巳[1]丁亥岁，上厥阴司天，中木运少，下少阳在泉，其化上辛凉，中辛和，下咸寒，药食宜也，主灾三宫。

癸巳癸亥岁，上厥阴司天，中火运少，下少阳在泉，其化上辛凉，中咸和，下咸寒，药食宜也，主灾九宫。

乙巳己亥岁，上厥阴司天，中土运少，下少阳在泉，其化上辛凉，中甘和，下咸寒，药食宜也，主灾五宫。

乙巳乙亥岁，上厥阴司天，中金运少，下少阳在泉，其化上辛凉，中酸和，下咸寒，药食宜也，主灾七宫。

辛巳辛亥岁，上厥阴司天，中水运少，下少阳在泉，

① 巳：原作“已”，形近而误，径改。

其化上辛凉，中苦和，下咸寒，药食宜也，主灾一宫。

凡此厥阴司天之政气化运行后天

愚按：人秉天地之气以生，天人一理也。五运六气，阴阳之变，胜复之作，而人身应之。经曰：随其气所在，期于左右。从其气则和，违其气则病。迭移其位者病，失守其位者危。寸尺反者死，阴阳交者死。又曰：先立其年，以知其气。而病之阴阳虚实，逆从生死，毋外此，以为气诊矣。

西池先生曰：运气之说，拘牵不通，固为有识者不信，然其大指在。详举六气，有许多变幻，寒中有热，热中有寒，邪正交错，蕃变纷纭，莫可纪极。一以明人之病源，一以例人之病情耳。明人之病源者，言人感六气而生病，欲人细推所感之气，其中有无夹难他气，当兼治也。例人之病情者，天地之气，变幻无实，而病情不可以一律拘也。如冬月固属寒气司令，然亦有客热加临，故冬亦有温时，所谓非时之暖也。人于冬月病外感，则未知为感寒而病欤？抑感非时之温而病欤？是其源，所当察也。寒气在上，则阳伏地中，故土上凛烈，而井泉温暖。以验人身，则外感于寒，内郁为热也，是其情之有可例也。此言气运者之大指。取其大者，略其烦碎，弃其纰缪，而实实体验于人身，是在善读者尔。

按：运气之教，先立其年，干分五运，如甲己[①]化土，乙庚化金，丙辛化水，丁壬化木，戊癸化火，是也。支立司天，子午少阴君火，丑未太阴湿土。

寅申少阳相火，卯酉阳明燥金，辰戌太阳寒水，巳亥厥阴风木是也。上太阳下太阴，上阳明下少阴，上少阳下厥阴。三阴在上亦如之，太过先天，不及后天。

按：运气之说，诸医多竞言之，以矜淹通。然吾谓：时气固不可不知，病气尤不可不审。必欲泥其词而鲜变通，害滋甚矣。盖天之气运，亘古而不易。而天之气机，随时而变更，使执往古而律今日，吾未见其有合者也。若谓一毫不差，则天地亦物而不化矣，有是理乎？

经络虚实

寸口热满，尺部寒涩，此络气不足，经气有余也。秋冬死，春夏生。寸部寒涩，尺部热满，此经气不足，络气有余也，春夏死，秋冬生。

以天干而断中运，以地支而断司天在泉，风木厥阴巳亥，君火少阴子午，寒水太阳辰戌，湿土太阴丑未，燥金阳明卯酉，相火少阳寅申。

① 己：原作“巳”，形近而误，径改。

《手检图[1]》脉法

《手检图》云：脉大而实者，气实血虚也。脉大而长者，病在下。脉来浮直，上下交通者，阳脉也。前如外者，足太阳也。中央如外者，足阳明也。后如外者，足少阳也。中央直前者，手少阴也。中央直中者，手心主也。中央直后者，手太阴也。前如内者，足厥阴也。中央如内者，足太阴也。后如内者，足少阴也。前部左右弹者，阳跻也。中部左右弹者，带脉也。后部左右弹者，阴跻也。从少阳之厥阴者，阴维也。从少阴之太阳者，阳维也。来大时小者，阴络也。来小时大者，阳络也。

奇经八脉

李濒湖曰：凡人一身有经脉、络脉，直行曰经，旁行曰络。经凡十二，手之三阴三阳、足之三阴三阳是也。络凡十五，乃十二经各有一别络，而脾又有一大络，并任、督二络为十五也。共二十七气相随，上下如

---

① 手检图：原作“检手图”，据《脉经》内容径改。

泉之流，如日月之行，不得休息。故阴脉营于五脏，阳脉营于六腑，阴阳相贯，如环无端，莫知其纪，终而复始。其流溢之气，入于奇经，转相灌溉，内温脏腑，外濡腠理。奇经凡八脉，不拘制于十二正经，无表里配合，故谓之奇。盖正经犹夫沟渠，奇经犹夫湖泽。正经之脉隆盛，则溢于奇经。故越人比之天雨下泽，沟渠溢满，雾霈妄行，流于湖泽，此发《灵》《素》未发之秘者也。八脉载在群书，略而不悉，医不知此，罔探病机，仙不知此，难安炉鼎云。

奇经八脉者，阴维也，阳维也，阴跻也，阳跻也，冲也，任也，督也，带也。阳维起于诸阳之会，由外踝而上行于卫分也。阴维起于诸阴之交，由内踝而上行于营分，所以为一身之网维也。阳跻起于跟中，循外踝上行于身之左右。阴跻起于跟中，循内踝上行于身之左右，所以使机关之捷跻也。督脉起于会阴，循背而行于身之后，为阳脉之总督，故曰阳脉之海。任脉起于会阴，循腹而行于身之前，为阴脉之承任，故曰阴脉之海。冲脉起于会阴，夹脐而行，直冲于上，为诸脉之冲要，故曰十二经之海。带脉则横围于腰，状如束带，所以总约诸脉者也。是故，阳维主一身之表，阴维主一身之里，以乾坤言也。阳跻主一身左右之阳，阴跻主一身左右之阴，以东西言也。督主身后之阳，任冲主身前之阴，以南北言也。带脉横束诸脉，以六合言也。是故医而知此八脉，则十二经、十五络之大旨得矣。仙而知乎八脉，则龙虎升降，玄牝幽微之妙窍得矣。两手浮之俱有阳，沉之俱有阴，阴阳皆实盛者，此为冲督之脉也。冲督之脉者，十二经之道路也。冲督用事，则十二经不复朝于寸口，其人皆恍惚狐疑不省，必当犹豫而两心也。两手阳脉，浮而细数，绵绵不可知，俱有阴脉。亦复细绵绵，此为阴跻、阳跻之脉也，此人曾有病鬼魅风死。若恍惚亡人为祸也。尺寸脉俱虚浮，直下直上，此为督脉。腰背强直，不得俯仰，大人颠病，小儿风病。尺寸脉俱牢，直上直下，此为冲脉，胸中有病寒疝。《难经》曰：奇经为病何如？然阳维维于阳，阴维维于阴，阴阳不能相维，则怅然失志，溶溶不能自收。阴跻为病，阳缓而阴急。阳跻为病，阴缓而阳急。冲脉为病，逆气而里急。督脉为病，脊强而厥。任脉为病，其内若结，男子为七疝，女子为瘕聚。带之为病，腹满腰溶，若坐水中。阳维为病，苦寒热。阴维为病，苦心痛。此奇经脉之为病也。

辨伪诀之妄

愚按：宋妄男子高阳生者，冒窃叔和，伪创《脉诀》，痛鄙差谬，大乖经旨，俗医习诵，遵为法程，终日咕哔，益增聋聩耳。虽阅多病，历多寿，虚实不识，生死无判，脉理竟昧，误世非浅，独奈相承胶固难拔，若肯回心翻误，弃邪归正，依凭《内经》《脉经》正脉，特究虚实，洞明生死，病必识脉，治必求本，轩岐微蕴再彰今日，天下之幸，万世之庆也。今举其非者于后：《脉经》以浮脉谓：举之有余，按之不足。《脉诀》乃谓：寻之如太过。据此，乃浮兼洪紧实之象，岂浮之体乎？谬一也。又《脉经》以沉脉为重按至筋骨乃得。《脉诀》乃谓：缓度三关，状如烂绵。岂知沉尚兼迟数洪细，而误指烂绵之弱脉为沉之体，谬二也。又《脉经》以迟脉为一息三至，去来极慢。《脉诀》乃谓：重手乃得，又曰隐隐，曰状且难。是又混迟而为沉，为涩矣，岂迟之体乎？谬三也。又《脉经》以数为纲领正脉，《脉诀》妄立七表八里名目，而遗数脉，只歌于九道，谬四也。又《脉经》以滑脉往来流利，如珠应指。《脉诀》乃云：按之即伏，三关如珠，不进不退。是不分浮滑、沉滑、尺寸之滑也。曰不进不退，此政《内经》所云：皮肤著脉，不往来者死①。是岂滑之体乎？谬五也。又《脉经》以涩脉往来难，细迟短散。《脉诀》乃云：指下寻之是有，举之全无。悖经甚矣，谬六也。又《脉经》以虚脉为迟大而软，按之无力，隐指豁豁然空。《脉诀》乃谓：寻之不足，举之有余。此为浮脉，岂虚之体乎？谬七也。又《脉经》以实脉为沉浮皆得，幅幅应指。《脉诀》乃言：如绳应指来。又言：证为小便不禁。是认脉为紧脉，而症为虚寒之症，妄甚矣，谬八也。又《脉经》以洪脉为指下极大，宜于夏。《脉诀》

① 皮肤著脉，不往来者死：《素问·三部九候论》作“脉不往来者死，皮肤著者死”。

乃云：季夏宜之，秋季冬季发汗通肠，俱非所宜。独不问有舍时从症乎？谬九也。又《脉经》以紧脉为数如切绳。《脉诀》乃云：寥寥入尺来。是令脉将倒行耳，谬十也。又《脉经》以芤脉中央空，两边实，病主失血。《脉诀》乃谓：两头有，中间无，是脉从中而截断矣。又言主淋沥，气入小肠。与血症何反？误世不小，谬十一也。又《脉经》以缓脉主营弱风虚湿痹之病。《脉诀》乃云：脾热口臭，反胃齿痛，梦魂之症。支离狂诞，谬十二也。又《脉经》以弦脉如张弓弦。《脉诀》乃云：脉紧状绳牵，时时带数。又混紧数为弦大，失弦体也，谬十三也。又《脉经》以牢脉似沉似伏，实大而长微弦。《脉诀》乃云：寻之则无，按之则有。又云：脉入皮肤辨息难。又以牢脉为死脉。皆舛妄害理，谬十四也。又《脉经》以濡脉极软，而浮细如绵，按之无有。《脉诀》乃云：按之似有，举之还无。是又以微脉为濡，谬十五也。又《脉经》以弱脉极软而沉细，按之乃得，举之若无。《脉诀》乃云：轻手乃得，是又以濡为弱，谬十六也。又《脉经》以细脉小于微而常有，细直而软。《脉诀》乃谓：往来极微。与经大乖，谬十七也。又《脉经》以伏脉为重按着骨，指下缠动。而《脉诀》乃云：寻之似有，定息全无。谬十八也。又《脉经》以动脉为见于上下，厥厥动摇。《脉诀》乃言：寻之似有，举之还无，不离其处，不往不来，三关沉沉。含糊谵亡，谬十九也。又《脉经》以促脉为来去数，时一止复来。《脉诀》乃云：并居寸口，不言时止。谬二十也。

又《脉经》以结脉为往来缓，时一止复来。《脉诀》乃云：或来或去，聚而却还。此与结何乎？谬二十一也。又《脉经》与仲景以动为阳，《脉诀》之九道则以动为阴，谬二十二也。又《仲景》以弦为阴脉，《脉诀》之七表则以弦为阳，谬二十三也。又《内经》《难经》《仲景》《脉经》皆以脉从阴阳对待而言，而《脉诀》则创七表八里九道之诡名。夫以表言之，则实脉非表脉也。以里言之，则迟脉非里也。而道更不知为何道也，谬二十四也。以上二十四谬，举世皆熟，无有觉其非者。兹特以经为案，以悖经为断，切有赖于同志之士焉。谨再考证诸书，以悉其谬。晦菴朱夫子曰：古人察脉非一道，今世惟守寸关尺之法。俗传《脉诀》，辞最鄙浅，非叔和本。书东杨柳贯曰：王叔和撰《脉经》十卷，为医家一经，今《脉诀》熟在人口，直谓叔和所作，不知叔和西晋时尚未有歌括，此乃宋之中世人为托，以便习肄耳。河东王西相曰：诊候之法，不易精也，轩岐微蕴，越人、叔和撰《难经》《脉经》，尤未尽泄其奥。五代高阳生著《脉诀》，假叔和之名，语多牴牾[①]，辞语鄙俚，又被俗学妄注，世医家传户诵，茫然无所下手，不过藉此求食而已，于诊视益哉？云间钱溥曰：晋太医令王叔和著《脉经》，其言可守而不可变，及托叔和《脉诀》而行，医经之理遂微。盖叔和为世所

① 牴牾（dǐ wǔ）：矛盾。也作“抵牾”。

信重，故假其名而得行耳。然医道之日浅，未必不由此而误之也。撄宁滑寿曰：脉之阴阳表里，以对待而为名象也。高阳生七表、八里、九道，盖凿凿也。求脉之明，为脉之晦。金陵戴起宗①曰：脉不可以表里定名也。轩岐、越人、叔和皆不言表里，《脉诀》窍叔和之名，而立七表、八里、九道，为世大惑。脉之变化从阴阳生，但可以阴阳对待而言，各从其类，岂可以一浮二芤为实序，而分七八九之名乎？大抵因浮而见者皆为表，因沉而见者皆为里，何拘于七八九哉？庐山锡立之以浮沉迟数为纲以教学者，虽似捷径，然必由博反约，然后能入脉妙。若以此自足亦画矣。朱丹溪曰：气口者，脉之要会。故能知人命之生死。世之俗医，诵高阳生之妄作，欲以治病，其不杀人也几稀。

诊妇人法

经曰：能合色脉，万举万全。但深闺窈窕，密护屏帏，四诊已去其三，即神医亦不神也。此世之通患，不得已而变通之，但验其手腕之色泽，苍白肥瘦而已。盖手肌之滑涩，可以徵津液之盛衰。理腠之疏密，可以徵营卫之强弱。肉之坚软，可以徵胃气之虚实。筋之粗

① 宗：原作“宋”，形近而误，径改。

细，可以徵肝血之充馁。骨之大小，可以徵肾气之勇怯。脉之纲柔，可以徵胆液之淳清。指之肥瘦，可以徵经气之荣枯。掌之厚薄，可以徵脏腑之丰歉。尺之寒热，可以徵表里之阴阳及乎动静之安危。气息之微盛，更合之以脉，参之以证，则血气之虚实，病苦之顺逆，可了然于心目矣。虽然此，特不得已之举耳。倘病介生死，病家尚不知变通，母宁辞之以为高慎，毋曲循人意而误治可也。

脉要歌

脉有三部，部有三候，逐部先寻，次宜总究。左寸必经火位，脉宜流利洪强。左关肝胆，弦而且长。尺部膀胱，沉细弥良。右寸肺金之主，轻浮充畅为宗。脾胃居于关部，和缓。胃气常充右尺三焦连命，沉滑而实则隆。四时相代，脉状靡同，秋微毫而冬石，春则弦而夏洪。滑而微浮者肺恙，弦中兼细者脾殃。心病则血衰脉小，肝症则脉弦且长。大而兼紧，肾疾奚康？寸口多弦，头面何会舒泰？关前若紧，胸中定是癥殃。急则风上攻而头痛，缓则脾顽痹而不昌。微是厥逆之阴，数为虚损之阳。滑则痰涎而胸膈气壅，涩缘血少而背膊疼伤。沉是背心之气，洪乃胸胁之妨。若夫关中缓，则饮食必少。滑实胃火煎熬，小弱胃寒逆冷，细微食少膨胀。卫之虚者涩候，气之滞者沉当。左关微涩兮血少，右关弦急兮过劳。洪实者血结之瘀，迟紧者脾冷之殃。至如尺内洪大，则阴虚可凭。或微或涩，便浊遗精。弦者腹痛，伏者食停。滑为小腹急胀，妇则病在月经。涩兮呕逆番胃，弦强阴疝血崩。紧兮小腹作痛，沉微必主腰疼。紧促形于寸，此气满于心胸。紧弦见于关，斯痛攻乎腹胁。两寸滑数兮，呕逆上奔。两关滑数兮，蛔虫内啮。心胸留饮，寸口沉潜。脐腹成癥，关中促结。左关弦紧兮，缘筋脉之拘挛。右关沉滑兮，饮食积之作孽。

脉有浮沉迟数，诊有提纲大端。浮而无力为虚，有方为邪所搏。浮大伤风兮，浮紧伤寒。浮数虚热兮，浮缓风涎。沉缓滑大兮，多热。沉迟紧细兮，多寒。沉健须知积滞，沉弦气病淹淹，沉迟有力，疼痛使然。迟弦数弦兮，痃寒疟热之辨。迟滑洪滑兮，胃冷胃温之愆。数而有痛，恐发疮疡。若兼洪滑，热甚宜凉。阴数阴虚，必发热。阳数阳强多汗黄。

脉有七情之伤，而为九气之列。怒伤于肝者，其脉促而气上冲。惊伤于胆者，其气乱而脉动掣。过于喜者伤心，故脉散而气缓。过于思者伤脾，故脉短而气结。忧伤于肺兮，脉必涩而气寻。伤于肾兮，脉当沉而气怯。若脉促而人气消，因悲伤而心丝挈。伤于寒者，脉迟，其为人也，气收。伤于热者，脉数，其为人也气泄。脉体须明，脉症须彻。浮为虚而表显，沉乃实而里决。滑是多痰，芤因失血。濡散总因虚而冷汗，弦紧其为寒而痛切。洪则躁烦，迟为冷别。缓则风而顽木，实则胀而秘结。涩兮血少而寒，长兮痫而又热。短少元阳必病，坚强患乎满。急伏因痛痹伏藏，细弱真元内伤。结促惟虚继续，代云变易不常。紧急或缘泻痢，紧弦癥痞相妨。数则心烦，大则病进。上盛则气高，下盛则气胀。大是血虚之候，细为气小之恙。浮洪则外证推测，沉弦则内疾酌量。阳芤兮吐衄立至，阴芤兮下血须防。盛滑则外疼可别，实紧则内痛多伤。弱小涩弦为久病，滑浮数疾是新殃。沉而弦紧，痃癖内痛。脉来缓滑，胃热宜凉。长而滑大者，酒病。浮而缓豁者，湿伤。坚而疾者为癫迟，而伏者必厥。洪大而疾则发狂，坚滑而细为呕哕。脉洪而疾兮，因热结以成痈。脉微而涩兮，必崩中而脱血。阴阴皆涩数，知泄屎之艰难。寸尺俱虚微，晓精血之耗竭。

脉见危机者死，只因指下无神。不问何候，有力为神。按之则隐，可见无根。盖元气之来，力和而缓，邪气之至，力强而峻。弹石硬来即去，解索散乱无绪，屋漏半日而落，雀啄三五而住，鱼翔似有如无，虾游进退难遇。更有鬼贼，虽如平类，土败于木，直强可畏，是亦危机，因无胃气。诸逢此者，见机当避。

宜忌歌

伤寒病热兮，洪大易治，而沉细难医。伤风咳嗽兮，浮濡可攻，而沉牢当避。肿胀宜浮大，颠狂忌虚细。下血下痢兮，浮洪可恶。消渴消中兮，寔[1]大者利。霍乱，喜浮大而畏微迟。头疼，爱浮滑而嫌短涩。肠澼藏毒兮，不怕沉微。手痹足痿兮，偏歉数急。身体中风，缓滑则生。腹心作痛，沉细则良。喘急浮洪者危，咳血沉弱者康。脉细软而不弦洪，知不死于中恶。脉微小而不数急，料无忧于金疮。吐血鼻衄兮，吾不喜其寔大。跌扑损伤兮，吾则畏其坚强。痢疾身热而脉洪，其灾可恶。湿病体烦而脉细，此患难当。水泻脉大者，可怪亡血，脉寔者不祥。病在中兮，脉虚为害。病在外兮，脉涩为殃。腹中积久而脉虚者死，身表热甚而脉静者亡。

死脉歌

雀啄连来三五啄，屋漏半日一点落，鱼翔似有又如无，虾游静中忽一跃，弹石硬来寻即散，搭指散乱为解索。寄语医家仔细看，六脉一见休下药。

① 寔：同“实”。

色诊序

石蕴玉而山辉，水含珠而川媚。积诸中者形诸外也，而况人乎？故察气色而定一生之荣枯，风鉴之事也。验五色以决五脏之生死，轩岐之微也。望而知之谓之神，事岂易？易邪采《内经》之要言，搜诸家之成说，衷之于理，以俟善学者得心应手耳，敢曰神乎哉？注色诊。

庭即天庭也以候首面，阙即眉心也以候肺，阙上以候咽喉，下极即山根也以候心，年寿即鼻柱也以候肝，其左右以候胆，面王即准头也以候脾，方上即鼻墜也以候胃，人中以候膀胱子宫，面中央颧骨之下迎香之外以候大肠，大肠之旁颊之上也以候肾，面王以上两颧内鼻准旁以候小肠。

上①本《内经》，后人又以天庭候心，左颊候肝，右颊候肺，鼻候脾，颏候肾，参而察之可也。形者质也，色者气也，神则贯乎形色之中。故论气不脱乎神，论神必根乎气。然神有色，气有魄，神色发于外，气魄充乎内。故神与气足，虽色泛而不嫌，若气弱神枯，从色明而无用。瘦人最忌神陷气枯，肥人最怕气冷神衰。少年

① 上：原作“右”，据文意及现代用法，径改。

神气取英，中年神气取旺，老人神气取素。试观神勇者怒而色不变，气足者喜而无强色，是皆气魄盛衰之所见端，故人而神竭气衰不久之徵也。

又曰：五色微诊，可以目察，能合色脉，可以万全。赤脉之至喘而坚，诊有积气在中，时害于食，名曰心痺，得之外疾，思虑而心虚，故邪从之。白脉之至喘而浮，上虚下实，兼有积气在胸，喘而虚，名曰肺痺，寒热得之，醉而使内也。青脉之至长而左右弹，有积气在心，下支胠，名曰肝痹，得之寒热，与疝同法，腰痛足清头脉紧。黄脉之至大而虚，有积气在腹，中有厥疝，女子同法得之疾，使四肢汗出当风。黑脉之至上紧而大，有积气在腹与阴，名曰肾痹，得之浴清水而卧。

面有青黄赤白黑，以应五脏。岐伯曰：生于心，如以缟素白也裹朱。生于肺，如以缟裹红红谓淡红。生于肝，如以缟裹绀青含赤色。生于脾，如以缟裹栝蒌实黄含赤色。生于肾，如以缟裹紫黑含赤色。按：五色俱带赤乃血之本色，然色为精神之发，见欲藏不欲露，故如缟裹。若露则为脏气失守，精气外浮，中藏告竭矣。此为无病之色。若病而色见，则相生者吉，相克者凶。如脾病泄泻，而见赤色为相生，见青色为相克。又秋见黄色为相生，见赤色为相克也。滋润而明亮者吉，枯槁而晦滞者凶。即《内经》所谓“赤欲如白裹，朱不欲如赭”之意。面不润责之水，无光责之火。晦滞之色上行者，病益甚。审其色之尖锐向上，知为上行，向下知为下行。下文“内走”“外走”等仿此。下行如云散者，病渐已，女子色见右为逆，左为从。男子反此，色散未聚，病亦未聚。凡色明显者为新病，浊晦者为久病。色从面内走面外，病亦自内走外。左右上下以此推之。

青色属肝，主风主惊，主寒主痛。面唇青者，寒极也。青而脱色脱色谓面无血色神采脱也，惊恐也。青而黑者，多寒痛。青而白者，多虚风。以上皆寒症。盖肝阳不足，阴寒内凝，脾失其运行之权，故多腹中冷痛吐泻之病。青而赤者，为肝火。青赤而晦滞者，为郁火。以上热症。赤色属心，主热。心热者，庭先赤。脾热者，鼻先赤。肺热者，右颊先赤。肾热者，颐颏先赤。肝热者，左颊先赤。面色缘缘，正赤者，阳气拂郁在表，汗不彻故也。此伤寒太阳经表热证也。

面赤而潮热谵语者，胃热也。此伤寒阳明腑实热证。面赤如微酣，或两颧浅红娇嫩，游移不定不尽面通红，乃阴症戴阳。必下利清谷，或小便清白，或淡黄。脉沉细，或浮数无力，按之欲散。虽或躁烦发热，欲坐卧泥水中外热甚也，渴欲饮水或咽喉痛。症似实热，而索水置前却不能饮，肌表虽大热，而重按之则不热，或反觉冷，且内足必冷，须审。此伤寒直中寒症。又有面赤烦躁，偏舌生疮生刺，舌敛缩如荔枝状。或痰涎涌盛喘急，小便烦数，口干引饮，两唇焦裂，喉间如烟火上攻，两足心如烙。脉洪数，无论①按之有力，扪其身烙手。此肾虚火不归原所致，证最难辨，但病由内伤，其来以渐。是乃

① 论：原作“伦”，音近形近而误，径改。

干柴烈火不戢自焚，与上所列之症，固自不同也。

又有久病虚人，两颧至午后带赤者，此则阴虚火动之常症。虽未至如上症之烈，亦内伤也。以上二症皆虚热。赤色出于两颧状若妆①朱，大如拇指者，病虽愈，必死。又热病无汗，颧赤死。盖颧以骨为主，骨属肾，水恶反克也。黄色属脾，主湿热食积。黄而明如橘子者，湿少热多也。黄如烟薰，暗浊不明，湿多热少也湿土瘀浊。黄而黯淡者，则为寒湿。黄而枯癯者，胃中有火。黄而色淡，胃气虚。黄而青黑者，为木克土肝阳不升，脾为寒滞，水无制脾不运则水停。

白色属肺，主气血虚寒，纵有虚火，断无实热。白而无神者，为汗泄脱血。白而青者，气寒血凝。白而淖泽，肺胃之充也。白而肥，有痰。白而瘦，爪甲鲜赤，气虚有火也。黑色属肾，主寒痛。青黑为阴寒，焦黑齿槁为肾热。黑而枯夭见于耳目口鼻，不论何处俱不吉。若见于天庭，大如拇指，必不病而卒死阴晦之色加于阳之高位故死。面惨不光者，阴寒也。面光不惨者，阳热也。面如绵纹者，阳毒也。面垢如油，喘促者，暑病也。

凡暴感客邪之色，不妨昏浊壅滞。病久气虚，只宜瘦削清癯。若病邪方锐，而清白少神，气羸久困，而妩媚鲜泽，咸非正色。五色之中，青黑黯惨，无论病之新久，总属阳气不振。惟黄色见于面目而明润者，向愈之

---

① 妆：原作“装”，音近而讹，径改。

候也。此经所以谓面黄，或青或赤或白或黑，皆不死以黄色在也。面青目赤或黑，面赤目白或青，面黑目白皆死以无黄色也。按：面目色同为顺，色异为逆。说本华佗，则此所谓不死者但不死耳，非顺也。

五脏之气败，色见形。青如草滋，黄如枳实，黑如烟煤，赤如衃血，白如枯骨，皆死也。青如翠竹，赤如鸡冠，黄如蟹腹，白如膏，黑如乌羽，此皆生也。青色见于太阴、太阳及鱼尾，正面口角如大青蓝叶，怪恶之状者，肝气绝，死。若如翠羽，柏皮者，只是肝邪，有惊风、风病、目病之属。红色见于唇口及三阴三阳上下，如马肝之色，死血之状者，心气绝，死。若如橘红、马尾色者，只是心病，有怔忡及惊悸，夜卧不宁。白色见于鼻准及正面，如枯骨及擦残汗粉者，为肺绝，丙丁日死。若如腻粉、梅花、白绵者，只是肺邪咳嗽之病，有孝服之忧。黄色见于鼻，干燥，若土偶之形，为脾气绝，死。若如桂花，杂以黑晕，只是脾病，饮食不快，四肢怠倦，妻妾之累。

黑色见于耳，或轮廓内外，命门悬壁，若污水烟煤之状，为肾绝，则死。若如蜘蛛网眼，乌羽之泽者，只是肾虚，火邪乘火之病。

察目

凡目明能识见者，可治。昏不识人，或目反上视，或瞪目直视，或目睛正圆，或戴眼反折，或眼胞陷下者，皆不治也。凡开目而欲向明，欲见人，多言好动者，阳症也。阳盛欲以动而散其热也，又以病热而恶日与火者，恶其助热也。目闭恶明，不欲见人，懒言恶动者，阴症也。阴盛而阳衰，故恶动。散，又有阳虚而喜见日光者，乐其助正也。目痛为阳明表证，目赤为经络热盛，目黄头汗欲发黄。

白睛黄欲发疸，目睛不了了，不了了言不瞭瞭，火薰而朦胧也。为胃腑实。睛不和，黑白不分明也，似即谷所谓半朦胧眼。为内热甚。目眩为痰火，眼胞微肿为有水。目下灰色为寒饮。眼胞上下如烟煤者寒痰，眼黑颊赤为热痰。眼黑而行走艰难呻吟者，痰饮入骨也。眼黑而面赤土色，四肢痿痹，屈伸不便者，风痰也。目皆黄者为病欲愈，目痛赤脉从上而下者，太阳症足太阳经为目之上纲也。从下而上者，阳明症足阳明经为目之下纲也。从外皆走内者，为少阳症足少阳经行锐眦之后也。瘰疬发寒热，赤脉上下至瞳子，见一脉一岁死邪脱而专也，见一脉半一岁半死，见二脉二岁死，二脉半而二岁半死，三脉三岁死邪散而缓也。

察　耳

耳轮红润者，生。干枯尘垢而青黑者，为肾败，死。耳中策策痛，而耳轮黄者，病名黄耳，类伤寒也。风入于肾，卒然发热恶寒，脊强背直如痉状。

察　鼻

鼻头色青，腹痛苦冷者，死。中寒暴症。微黑而泽者，水气。黑而枯燥者，房劳。黑黄而亮者，瘀血。黄色者小便难湿热不泄故瘀而黄，鲜明者有留饮。津液不行，湿生热，故色黄而明润。赤为肺热，鼻孔干燥，目瞑嗽水不咽者，欲衄也。鼻孔黑，如烟煤而燥者，阳毒也。黄黑枯槁为脾火津涸。大便燥结，鼻塞涕浊者，风热也。白为气虚，为亡血。鼻孔冷滑而黑者，阴毒也。鼻孔煽张者，肺绝不治。鼻上汗出如珠，为心脾痛极。男子色见于准头，为小腹痛，为卵痛，其圆直其色直垂而绕于面王之下为茎痛、狐疝、溃阴之属也。女子为膀胱子处之病，散为痛色散但为气痛无积聚，抟色若结滞为聚血凝气滞，方圆左右以积之形位为言，各如其色形。

察唇齿

唇焦干燥烈为脾热，经谓：脾胃之华在唇四白。四白者，唇之四际白肉也。唇赤肿为胃湿热。鲜红为火盛，淡白为气虚。淡而四绕起白晕，为亡血。青黑为寒，唇青舌卷，或环口黧黑唇口动颤不止者，皆死证者也。唇下有疮名狐，上有疮名惑。齿槁者肾热，前板齿燥者中暑。

察舌

舌青或青紫而冷滑者，为寒证。青紫而焦燥或胀大或卷缩者，为热证。寒甚亦卷缩，筋脉得寒而收引也，然必不焦燥。凡舌强硬短缩，而神气昏乱，语言不清者死。亦有痰症而舌本硬及缩者不在此论。热病舌本烂而热不止者，死。阴阳易病舌出数寸者，死。伤寒热止在表者，舌无苔[①]。热邪传里，则苔渐生。由白而黄而黑，由润而燥而拆裂，由滑而涩而芒刺，皆以热之浅深微甚为层次。苔因内热致，脾气闭滞不行，饮食津液停积于内，故苔见于外。若脾气不滞，则饮食运化津液流通，虽热甚不必有胎也。理宜知。

---

① 苔：原作“胎”，音近而讹，径改。

略具如下[①]

纯白舌 伤寒白滑苔舌，为热初入内，犹带表证，表剂中加清凉之品。又有胃中虚冷，寒饮结聚膈上，或白滑苔者。又脾闭甚，则白如积雪。又有脏结症详《伤寒论》近言，而苔白滑者须辨。温热病一发便壮热，烦渴，舌正赤，而有白苔者，虽滑即当用白虎治其内热，而表自解切不可用表药。时疫初起，苔白如积粉。

白杂色舌 伤寒热入胃，则白苔中黄，白多黄少而滑，尚带表证，仍宜于解表药中加清凉之品。黄多白少，干涩无表证者，或清或下。有夹食痰血而滑须下者，参下黄杂色舌条。若燥裂生芒刺，则必下无疑。温热时疫，则虽滑润，亦宜凉膈、白虎、承气之属，以清热攻里，万不可发表也。

纯黄舌 润滑者须审。若热尚未结聚，不可便攻。若在夏月便宜攻下，不必待苔燥乃攻也。

黄杂色 舌根黄硬，尖白中不甚干亦不滑，短缩不能伸出，谵妄烦乱者，此夹痰食，大承气加生姜、半夏[②]治之。舌色青紫，而苔却黄厚，甚则纹裂，但觉口燥舌仍不干者，此阴证夹食也。脉或沉细而伏，或虚大而涩。按其心下，或脐旁硬痛而时矢[③]气者，急宜大承气另煎生姜、附子、佐大黄下之。脉虚大者，黄龙汤下

---

① 下：原作“左”，据文意及现代用法，径改。

② 夏：原作“下”，音近而讹，径改。

③ 矢：原作“失”，形近而误，径改。

之。热极烦躁者，更加生地、麦冬，夏月尤宜此证。若苔黄不燥，在冬月宜附子理中汤合小承气下之。大抵舌有积苔虽见阴象，亦是虚中有实，急当攻下，但与长法不同耳。又中宫有痰饮水血者，舌多不燥，不可因其不燥，而延缓至误也。中暑症夹血多有中心黑润者，勿误作阴证治之。

纯黑舌 遍舌黑苔，夏月或可救，以炎令邪火内外燔灼，黑苔易生也，犹可攻治。冬月得此舌，必死。

黑杂色 舌中黑边黄，承气下之。边白，大柴胡下之。若生芒刺裂瓣，不论边系何色，但看瓣底色红活者，急下之。如俱黑者，不治。若腐烂卷缩，亦不治。发疱生虫，虽为湿，亦属肝伤，俱为危候。大抵尖黑尚轻，根黑则重。夏月中暑多黑舌，边红中黑干者，宜白虎汤。已上皆邪热实热然。亦有虚热者，舌心虽黑或灰黑，而无积苔，舌形枯瘗而不甚赤。其证烦渴，耳聋，身热不止，大便五六日或十余日不行，腹不硬满，按之不痛，神不昏不得睡，稍睡或呢喃一二句，或带笑或叹息。此为津枯血燥之虚热，宜大料六味丸合生脉散、炙甘草汤，误与承气必死。若直中，寒证始，病不发热，舌心便黑色非由目黄变化，虽黑而滑，舌亦小瘦，当急温之。

赤色舌 温热时疫，势毒内盛，润滑者未可便下，黄连解毒白虎等汤。干而有黄白黑等苔，及芒刺纹裂，坑烂起疱者，皆下证也。一种柔嫩如新生，望之似润而燥涸，殆甚者，为妄行汗下，津液竭所致，多不治，宜生脉散等。又红痿舌痿软不能动也及红细枯长舌并，难治。紫色舌者兼酒毒所致，其色必深紫而赤且干涸。若淡紫而带青滑，则又为直中寒证矣。须辨灰色有寒有热，酱色焦黄为酱色，夹食热证也，蓝色木克土败之色及妊娠各舌面赤舌青，子死母活，俱青则俱死，宜润泽忌枯败。并当详审。

察　身

身轻自能转侧者可治，沉重不能转侧难治。足冷恶寒，卷卧向壁为阴症。阳病者不能俯，阴病者不能仰。身目脑瓜俱黄者，疸病也。脾病者，色黄而肉蠕动。肺病者，色白而毛败。头重视身，此天柱骨倒也，死。摇头以手扪腮者，齿痛也。坐而伏者，气短也。身汗如油，形体不仁，乍静乍乱，喘而不休者，死。内形脱者，脉虽调亦死。皮肤润泽者、枯槁者死，皮肤着者死。皮肤枯燥着骨也。

察手足

手足冷名厥，在伤寒则有热有寒。初病即手足冷者，直中寒证也。爪甲青冷或过肘膝且常冷。若先发热，以渐入内，而手足乃冷者，传经热症也。爪甲红，乍冷乍温，不过肘膝，此仲景之说也。在杂症，则手足冷者名寒厥，手足热者名热厥，此《内经》之说也，详厥逆门。但足冷手不冷，身发热者，为外感夹阴。宜五积散，不可汗下及小柴胡，以有黄芩苦寒也。又夏暑病湿温，人必足冷手温，多汗妄语，宜苍术白虎合五苓，不可用五积助热。有两手逆冷，而两足热如火烙者，阴气衰于下则阳下乘之而足热，阳气衰于上则阴土干而手冷，阴阳否隔之兆也。若初起而脚膝软弱，或足胫赤热肿痛，当从脚气治之。手足冷至节而心痛甚者，名真心痛。旦发夕死，循衣摸床，撮空理线，扬手掷足，此神去而魂乱也，死。坐而下一脚者，腰痛也。坐久腰痛故下一脚以伸之。行迟者，表强也。风邪束其筋络故步履不随。肝热者，色苍而爪枯。搐搦者，肝邪也。搐，抽搐，手足频频伸缩也。搦，十指频频开合。卷，紧握也。经曰：肝病变动为握。瘛疭者，虚而有风也。瘛，筋脉收引；疭，筋脉弛疭。脉急者，尺之皮肤亦急。急，紧急也。脉缓者，尺之皮肤亦缓继缓也。脉小者，尺之皮肤亦减。而少气脉大者，尺之皮肤亦贲大而沸起也而起。脉滑者，尺之皮肤亦滑。脉涩者，尺之皮肤亦涩。尺肤滑而泽脂者，风也。热风鼓其血液外见，故滑泽。尺肤涩者，风痹也。血少则内热，热则生风。尺肤粗如枯鱼之鳞者，水溢饮也。脾土衰而肌肉消，水反乘之也。尺肤热甚，脉盛躁者，温病也。尺肤寒甚，脉小者，泄，少气。掌中热者胸中热，寒者胸中寒。掌中为三阴脉所聚，其藏皆在胸中。臂多青脉，曰脱血。张景岳云：

血脱则气去寒凝，故色见青黑。言臂，则他可知，即诊尺之义。愚按：此说乃血脱后方见青脉也。然有先见青脉而后脱血者，则能摄血耳。

闻　声

肝声呼怒则叫呼或惊而呼也，心声言洪范言属火笑狂笑为实热，微笑为虚热。脾胃声歌轻颤如歌，又为哕哕，干呕，详吐呕。肺声哭又为咳，肾声呻，又为欠，为嚏。阳未静而阴引之，故欠；阳欲达而阴发之，故嚏。声清朗如平日者，吉。声浊鼻塞者，伤风也。声如瓮中出者混浊不清之意，必中湿也。攒眉呻吟者，痛也。暴哑者，风痰伏火，或怒喊哀号所致也。声哑如破而咳者，寒客里热也。伤寒坏病声哑，而唇口有疮者，狐惑也。声哑而形羸者，劳瘵而肺有疮也。骤然而声瘖，咽痛如刺，而不肿不赤不发热，二便清利，阴寒也。骤然而音瘖，而喉颈亦肿胀闭，或发热便秘，龙火也。鼻息鼾睡者，风温也。诊时吁气者，郁结也。噫气以手抚心者，中脘痛也。摇头言者，里痛也。少气不足以息者，气虚也。平人无寒热，而短气不足以息者，痰火也。言而微，终日乃复言者，正气夺也。语言蹇涩者，风痰也。言骤及多言者，火也。言语善恶不避亲疏，衣被不敛者，神明乱也。谵语者，邪气实也。郑声者，正气虚也。

愚按：凡病将死之顷，必气促引喘，喉中曳踞若有痰声，仅呼吸于人迎数寸之间。盖真阴绝于下，孤阳脱于上，而为魂飘魄荡，阴阳睽离之候，乃气短之极也。原夫气主命门绾于右肾绝，则由肾及肝，由肝及脾，由脾及心，由心及肺，至脉为宗气诸气之会。元气至此，诸气冲合，亦由水风相激而成浪湧之声。水必风　而浪始息，形因气散而响方绝，故人之生死，由气之聚散，理必然也。往往医于此际误为火盛痰升，活络牛黄促人快觅，攻痰定喘无药不投，只速其死，良可概也。又有当未死之先，或诊色脉之亏，治施校本药投参附[①]，至其不愈，垂亡作喘。遂归咎医师，谓误服补气致。病家推终身之恨，而医家蒙不白之冤。谁有明其为九气上脱，似喘非喘，似痰非痰之绝证者乎？每见病中，频服耗剂，临死而亦作喘。将归咎何物耶？岂知参附[①]乃纳气之要药，至病已入死法，而不即死，留连旬月者，皆此药之力，人多不知也。又有无病而头目眩晕，喉声似喘，此为气虚暴证，必脉沉伏或细如缕。惟急投以大剂参附亦有生者。若其六脉上脱，数滑洪大或弦硬搏指，兼以眼合口开，手散遗尿，汗泄息粗，面赤如妆，有呼无吸，眼肉顿陷，支体厥冷，则不治矣。又有暴厥，不省人事，喉息无声者，少待气复自苏，切勿扰动，此为劳极，或因盛怒中气不升所致，非元气绝候也。又有肺伤风寒，痰壅作喘，或牙关紧闭，倘脉证相合，惟投以

---

① 附：原作“付”，音近而讹，径改。

开关散、苏合牛黄丸、陈痰顺气之属，多有得愈者。又有真气久虚，无病暴死，其忍无声者，此盖非邪，乃气尽自绝也。如此闻声之诊，不可不详辨也。

问寒热

凡平素无病而突然恶寒发热，多属外感，必有头痛体痛，拘急无汗或有汗等表证，浮紧浮大等表脉可据。若无表症表脉，病由渐至者，属内伤。外感则寒热齐作而无间，内伤则寒热间作而不齐。外感恶寒，虽近烈火不除，必表解乃已，内伤恶寒得就温暖即解，外感恶风乃不禁禁，当也。一切风寒，内伤恶风，惟恶夫些小贼风。又外感证显在鼻，故鼻息气促而鸣，壅盛有力，不若内伤之息短而气乏。内伤症显在口，故口中不和，饮食无味，不若外感，初则知味，传里则不能食也。又外感热传里渴，其饮甚多，不若内伤液亏之渴，略饮即止。又外感则邪气有余，故发言壮厉，先轻而后重。内伤元气不足，故出言懒怯，先重而后轻。又外感头痛常常而痛，内伤头痛时作而时止也。外感手背热手心不热，亦背热于腹。内伤手心热手背不热，亦腹热于背。背微恶寒者，阳微不能胜阴也。阳明中暍亦有此，宜用白虎加人参汤。劳役内伤亦有此，必乍寒乍止，为阳虚内热，升阳散火汤。湿痰症亦有此，必身重体痛，导痰汤。凡脾胃素尽之人，暑月饮食生冷水，水寒气蓄聚阴上。阳多见背寒冷如掌大，宜温。恶寒踡卧不发热者，阴证也。壮热而渴，不恶寒反恶热者，温热证也。往来寒热，有定期者，疟也。无定期者，伤寒少阳经症及内伤虚证也。潮热在日晡所者，伤寒阳明证也。在子午者，内伤证也。

问头身

伤寒太阳经头痛，自脑后上至巅顶，项强腰脊痛。阳明头痛，在额前连目珠，鼻孔干不眠。少阳头痛在两角，及耳聋胁痛。厥阴头痛在巅顶，收引头角，脉沉弦，手足厥冷，此为在经，宜当归四逆汤。若在里，则干呕涎沫，吴茱[1]萸汤。太阴少阴脉不上头，无头痛证。然太阴中湿，亦头痛鼻塞，吐痰，腹满，自利。要知是湿浊之气上干清扬之分使然耳。少阴中寒，亦有头痛连脑齿，爪甲青，此真头痛，不治。亦寒邪上攻使然。温热病，时疫病，凡一切内火上炎之证，皆头痛。内伤火升，新产血虚，皆有头痛，但时痛时止，而无脑后痛者。盖火炎则痛在两角，血虚则痛连鱼尾。以其自内达外必由少阳，是以痛见两角者，则有少阳风热与虚火之别。若痛在额前者，亦有阳明与食积之殊。其见脑后者，必太阳

① 茱：原作“朱”，音近而讹，径改。

无疑也。头痛如破者，风火相煽也。眩运者，痰火上升也。头倾视深目陷，精神夺矣。耳聋耳疼，胸胁痛，寒热口苦者，少阳经证。耳聋舌卷唇青，为直中厥阴。耳鸣及痛，火上冲也。耳聋叉手冒心者，汗多而阳虚也。耳聋者，耳内无声，窍常闭而不闻也。耳鸣者，耳内有声，窍不闭，时时不闻也。人动而上冲则鸣而不闻外声，火静气下，则不鸣而闻。面热者，足阳明证。邪在肺则皮肤痛，喘咳动肩背。邪在肝，则胁痛，恶血在内。抽掣，舌卷卵缩为肝绝。邪在脾胃，则肉痛，善饥热也。邪在肾，则骨痛腰痛。腰者，肾之府也，转摇不能肾将惫矣。伤寒，太阳身痛但拘急耳，若阴毒身痛，则体势沉重如被杖。中湿身痛，不可转侧。骨节掣痛，屈伸不利，身重或肿，汗出恶风不欲去衣。中暑亦身痛，汗后身仍疼，邪未尽也。然血虚者身亦疼，头痛身热自汗与伤寒同。而默默但欲眠，鼻鼾，语言难出，四肢不收者，风温也，不可发汗。霍乱亦头痛身痛，恶寒发热如伤寒，而有吐利为异。身热恶寒，头项强急如伤寒，而头热目脉赤，面赤，独头摇，口禁齿龂，背反张者，痉也。无汗者为刚痉，有汗为柔痉。头疼发热与伤寒同，而身不痛者，伤食也。必中脘痞闷，噫气作酸，或恶闻食臭，或欲吐不吐。烦热似伤寒，而脉不浮紧，头身不疼，不恶寒，或烦时头亦痛，烦止而痛止者，虚烦也。身热恶风自汗，似伤寒，但头不痛，项不强，或亦头痛，而作止无常者，痰也。或胸满气上冲，或目下如灰烟黑者，是其候也。发热恶寒头痛，胅节痛，呕恶，似伤寒，而痛自脚。脚膝痛，或肿满，或枯细者，脚气也。身热恶寒，若有痛处者，痈疽也。发热如伤寒，小便自利，口不渴，按其心下或胁下，或脐腹间，有痛处，或至手不可近者，蓄血也。凡劳逸、七情、房劳皆能瘀血，不止一途。劳损病剧，忽身痛甚者，此阴虚之极，不能滋养筋骨也，难治。胸腹间胀满而痛，邪在中上二焦，不可补。若气虚不运，但痞满者，不可攻。勿因其胃口不开，妄行消导。虚症须补而胀满不受补者，难治。卒然仆倒，昏不知人，痰涎壅盛，口眼㖞斜，手足瘫痪，或半身不遂者，中风也。若见口开手撒，眼合遗尿，痰声如锯，不治。卒倒而身体强直，口禁不语，或四肢战掉，发热无汗者，中寒也。卒然闷倒，昏不知人，汗出面垢，手足微冷，或吐或泻者，中暑也。中气大类中风，卒倒痰塞，牙关紧急。然中风口有痰涎，身温。中气口无痰沫，身冷也。中食亦似中风，难辨，须审曾着怒气否，曾饮食否。若在醉饱后着恼，或感风寒食填胸中，胃气不行，便致厥倒，昏迷不醒，其脉气口急盛，或沉伏。宜盐汤探吐之，吐不出者死。中痰者，卒然麻眩，舌本强直，痰涎有声，四肢不举，重者不省，为中痰。轻者自醒，为痰厥。心火暴甚，热气拂郁，而卒倒无知，轻者发过自醒，重者阴气暴绝，阳气后竭而死。中恶者忽然手足逆冷，肌肤栗起，头面青黑，精神不守或错言妄语，牙紧口噤，卒然晕倒，昏不知人，此是卒厥客忤，飞尸鬼击，凡吊死问丧，入庙登塚多有此证。腹痛，气自下冲上者，火也。从上转下，趋少腹者，寒也。气从少腹上冲者，阴火也。从两胁上冲者，肝火也。少腹痛引腰背睾丸者，疝病也。肉瞤筋惕者，血虚也。身如虫行者，表虚也。不能仰卧，仰卧则咳者，水气也，水气上乘于肺则气喘促。身重难行。胃主肉，其脉下行于足，水犯胃，故肉重而足不能行。口苦为胆热，口甘为脾热，口淡为胃中虚热。胃为一身之主，淡为五味之本。口酸为肝热，口咸为肾热，口中常觉血腥为肺伤，口燥咽干赤烂为内热，口辣为肺热。所谓为内伤，口中不和，饮食无味也。

问饮食

外感邪未入里，则知味而食如常，入里则不思食矣。喜冷者内热也，喜热者里寒也。得食稍安者，虚也。得食更甚者，实也。虚人过食亦不安。病由饮食而致者，须问所伤何物。热者必渴，喜冷饮，饮必多。若喜热饮，或冷饮而不多，乃虚热非实也。火虚者必不能饮令水，虚者，虽火燥津涸，然少得清润即止。以本虚不能胜水之冷气，故不能多饮也。

问二便

大小便不禁，为肾败。肾开窍于二阴，肾败则失其闭藏之职。小便清白而长者，必非热症。亦有火在上焦者，导之使下，则反黄矣。黄赤而短者，热也。然劳倦生火，或思虑动火，或泻利亡阴，或阴虚内热等症，小便多黄，虽亦为热，然是虚热，非实热也。津液由于气化，气病则小便不利，气上脱者，必无小便。气闭者，亦无小便。小腹硬痛，小便不利为溺涩，利而大便黑为蓄血。泻而腹满者，死。大便闭结，腹坚满痛不可按者，热结也。大便泻利为寒，然亦有热者，经所谓暴注属热也。火性急速，不及传化即出也。其势急迫，辟辟有声如蟹沫。然若热随泻而去，痛随利而减，可不治。又有纯泻清水者，谓之热结旁流，内有燥矢结成弹丸挡住糟粕，止于其旁漏下清水也，必极臭。皆热证也。又大便鸭溏者为寒，色如微酱粘腻。不见糟粕颗粒，也为热所烁化之故。极臭者，又为热。

问汗液及血

外感身热，有汗为伤风，无汗为伤寒。盗汗为邪初传阳明，又为阳入扰阴。自汗为阳明邪实手足心腋皆汗，又为表虚不固。自汗身重鼾睡，为风温。服药后得汗，表应解不解，是汗未彻也。必汗出至足乃为彻。头有汗身无汗，若小便不利，热渴则发黄。小便利而大便黑，则为瘀血。若胸满咳喘，则为水气。大抵阳明湿热不得发越者，多头汗，多可下之症。关格证小便不通，头汗出者，死。额上及手足冷汗者，阴毒也。汗多则津脱而亡阳。凡热汗必涩，肌肉热而涩也。冷汗者必滑。肌肉冷而滑也。汗味淡而不咸，缀而不流者，为绝汗，即死。心为汗，肝为泪，肺为涕，脾为涎，肾为唾。妇人病须问经候，若经水适来或适断而病热者，热入之，名曰热入血室。其症胸胁下满，昼日明了，夜则谵语，如见鬼状。呕吐血皆由胃出，若倾盆成块而来，或紫黑为瘀血，或鲜血为新血，此太冲肾肝二经合行经之血由胃并出者也雷火大暴。若止[①]数口，或一二杯，或红或紫或黑，此胃经血自出者也。胃虽多血，然其热不若雷火之暴，故所出比之略少。咳血者因咳嗽而出，痰中见血丝血点，此乃热伤肺络。肺少血，虽少亦出，恐致肺枯，难治。又肺病久及肾，肾与冲脉并经出入，血从肾冲咳出者，其血必多。肾虽血少，合冲则多，须知。其来喉必痒，或有声响，或有硬气自下冲上，咯唾血者，或随气逆火炎而唾不用力，或从痰而咯用力痰中有血散漫者是也，此肺肾之血也。上焦血浮，中焦血不沉不浮，下焦血沉，以水试之可见。衄血详血门。太阳经血有从鼻嗧出者，其经从背上脑注

① 止：通“只”。

鼻，不衄则暗出也。肠风血鲜，脏毒血黯。溲血痛为血淋，不痛为尿血，皆与尿同出。若不与尿同出者，乃从精窍出也。嗽水不咽，小便利，大便黑，多是蓄血。蓄血于上善亡时，鼻血音于中下，心腹肿痛如狂，谵语发黄。好酒者，阳明多蓄血。

问昼夜轻重

阳虚则畏寒而恶阴，故旦安而暮乱至夜则寒也。阴虚则畏热而恶阳，故夜宁而安静昼则热也。此正虚之候也。阳邪实者，遇阳而愈旺，故朝热而暮轻。阴邪实者，逢阴而更强，故夜寒而昼减。此邪实之候也。阳虚而阴邪乘于阳分，则气行阳二十五度而病发，故曰寒而夜息。阴虚而阳邪陷于阴分此症多烦，则气行阴二十五度而病发，故夜热而昼见虚疾，或日发，或凉藿夜发可见矣。此症虚夹邪之候也。其有昼夜俱热甚者，为重阳无阴。昼夜俱寒甚者，为重阴无阳。昼寒夜热，乃阴阳交错也。其有久夜虚弱，无分昼夜，作止不时者，正气不能主持，而阴阳相乘，胜复无常也。若壮实人初病见此，又为邪正相攻不时扰[1]动之故。观伤寒少阳症往来寒热，初无定期可见矣。

---

① 扰：原作“榎”，形同“擾”（“扰”之繁体）而误，径改。

问症见先后

先泻后痢，为脾传肾。先痢后泻，为肾传。

问 七 情

肝气虚则恐，实则怒。怒伤肝，以悲胜之。肝火乘心则动而惊。心气虚则悲，实则喜笑不休。喜伤心，以恐胜之。脾为思，思伤以怒胜之。肺为忧，忧伤肺，以喜胜之。肾为恐，恐伤肾，以思胜之。怒则气上又云气逆，喜则气缓，悲则气消，恐则气下，惊则气乱，思则气结。

问妇人病

女科产后，先问坐草难易，恶露多少，饮食迟早，生子存亡。有形血伤之不同，补血补气之各异。饮食不节宜调中，生子不存宜开郁。问其所欲以知其病，如欲热者知为寒，欲冷者知为热。如好静恶动者，知其为虚。烦躁不宁者，知其为实。恶食知伤食，恶风知伤风。好食甘为脾虚，好食辛为肺病，好食酸为肝病，好食咸为肾虚，嗜食苦为口病，此皆顺应而易治。若乃心病受咸，肺伤欲苦，脾虚喜酸，肝病好辣，肾衰嗜甘，此为逆候，病轻必危，危者必死。治得其法，服药预防，可以同生。

王叔和观病生死候歌

欲愈之病目眦黄胃气行也，眼胞忽陷定知亡五脏绝也。耳目口鼻黑色起，人日十死七难当肾乘胃也。面黄目青走乱频，邪风在胃衮其身木克土也。面黑目白命门败，困极八日死来侵。先青后黑，即《素问》回则不传，神去则死意。面色忽然望之青，进之如黑卒难当肝肾绝也。面赤自白怕喘气，待过十日定存亡火克金也。黄黑白色喜入目，更兼口鼻有灾殃水乘脾也。面青目黄午时死，余候须看两目强木克土也。目无精光齿断黑心肝绝也，面白目黑亦灾殃肺肾绝。口如鱼口不能合脾绝，气出不返命飞扬肝肾先绝。眉息直视及唇焦，面肿苍黑也难逃。妄语错乱及不语，尸臭原知寿不高心绝。人中尽满兼唇青，三日须知命必倾木[1]克土也，两颊颧亦心病久，口张直气命难停脾肺绝也。足趺趾肿膝如斗，十日须知难保守脾绝。项筋舒展定知

---

① 木：原作“禾”，形近而误，径改。

殂肾脉绝也，掌中无纹也不久心胞绝也。唇青体冷及遗尿膀胱绝也，背面饮食四日期肝绝。手足爪甲皆青黑，许过八日定难医肝肾绝也。脊疼腰重反覆难，此是骨死五日看。体重溺赤时不止，肉绝六日便高翔。手足甲青呼骂多，筋绝九日定难过，发直如麻半日死小肠绝也，寻衣语绝十知么心绝。

出版说明

中医古籍文献是中医药学继承、发展、创新的源泉，然而，中医古籍文献的整理研究工作，特别是对珍本古医籍全面系统的挖掘、整理研究工作一直较为薄弱。所以，《中医药事业发展“十一五”规划》明确提出：“系统开展文献整理研究，重点对500种中医药古籍文献进行整理与研究。”基于此，我社策划了“100种珍本古医籍校注集成”项目，重点筛选出学术价值、文献价值、版本价值较高的100种亟待抢救的濒危版本，珍稀版本以及中医古籍中未经整理排印的有价值的，或者有过流传但未经整理或现在已难买到的版本，进行点、校、注的工作，进而集成出版。

珍本古医籍整理出版是中医药继承创新的基础，是行业发展的必需。对中医古籍文献的整理出版工作既可以保存珍贵的中医典籍，又可以使前人丰富的知识财富得以充分的研究与利用，广泛流传，服务于现代临床、科研及教学工作。为了给读者呈献最优秀的中医古籍整理作品，我社组织权威的中医文献专家组成专家委员会，选编拟定出版书目；遴选文献整理者对所选古籍进行精心校勘注释；成立编辑委员会对书稿认真编辑加工、校对。希望我们辛勤的工作能够给您带来满意的古籍整理作品。

“100种珍本古医籍校注集成”项目得到了国家中医药管理局、中国中医科学院有关领导和全国各地的古籍文献整理者的大力支持，并被列入“十二五”国家重点图书出版规划项目。该项目历时两年，所整理古医籍即将陆续与读者见面。在这套集成付梓之际，我社全体工作人员对给予项目关心、支持和帮助的所有领导、专家、学者表示最真诚的谢意。

中医古籍出版社

2012年3月